DEN ENKLE LAVSALT DIETTPLANEN OG KOKEBOKEN

100 enkle og morsomme oppskrifter for din saltfattige diett full av smak

Lea Halvorsen

Alle rettigheter forbeholdt.

Ansvarsfraskrivelse

Informasjonen i denne e-boken er ment å tjene som en omfattende samling av strategier som forfatteren av denne e-boken har forsket på. Sammendrag, strategier, tips og triks er kun anbefalinger fra forfatteren, og å lese denne e-boken vil ikke garantere at ens resultater nøyaktig vil speile forfatterens resultater. Forfatteren av e-boken har gjort alle rimelige anstrengelser for å gi oppdatert og nøyaktig informasjon til leserne av e-boken. Forfatteren og dens medarbeidere vil ikke holdes ansvarlige for eventuelle utilsiktede feil eller utelatelser som kan bli funnet. Materialet i e-boken kan inneholde informasjon fra tredjeparter. Tredjepartsmateriale omfatter meninger uttrykt av deres eiere. Som sådan påtar ikke forfatteren av e-boken seg ansvar eller ansvar for tredjepartsmateriale eller meninger. Enten på grunn av utviklingen av internett, eller uforutsette endringer i selskapets retningslinjer og redaksjonelle retningslinjer for innsending, kan det som er oppgitt som faktum på tidspunktet for skriving bli utdatert eller ubrukelig senere.

E-boken er copyright © 202 2 med alle rettigheter reservert. Det er ulovlig å redistribuere, kopiere eller lage avledet arbeid fra denne e-boken helt eller delvis. Ingen deler av denne rapporten kan reproduseres eller retransmitteres i noen form for reprodusert eller retransmittert i noen form uten skriftlig uttrykt og signert tillatelse fra forfatteren.

INNHOLDSFORTEGNELSE

INNHOLDSFORTEGNELSE 3

INNLEDNING 7

FROKOST 10

    1. RISE AND SHINE FRUIT SMOOTHIE 11
    2. VERY BERRY BREAKFAST PARFAIT 13
    3. KIRSEBÆR-MANDELGRANOLA 15
    4. KREMET JORDBÆRHAVREMEL 18
    5. SITRON-BLÅBÆRMUFFINS 20
    6. EPLEMUFFINS MED CINNAMO N 23
    7. LØNNE-KANEL HAVREPANNEKAKER 26
    8. CHARD OG QUINOA FRITTATA 29
    9. KRYDRET EGG MED GEITOST 32
    10. GARLICKY SOPP OG OSTEOMELETT 34

SNACKS OG FORRETTER 37

    11. SITRON-PEPPER POPCORN MED PARMESAN 38
    12. KARRI-LIME PEANØTTER 40
    13. ROSMARIN SØTPOTETCHIPS 42
    14. JALAPEÑO-CILANTRO HUMMUS 44
    15. FRISK HVITLØK OG URTEYOGHURTDIP 46
    16. TOASTS MED SØT ERTER OG RICOTTA 48
    17. TOMAT- OG BACONBRØDSNURRER 51
    18. CRABMEAT QUESADILLAS 54
    19. FROSNE YOGHURT-BÆRKNAPPER 57
    20. SJOKOLADE CHERRY GRANOLA BARER 59

DESSERTER 62

    21. CHERRY CRIS S 63

22.	SEIGE EPLEMÅNER	66
23.	DIABETIKERKAKE OG KAKE MED LITE NATRIUM	68
24.	KREMET KJERNEMELK-SITRONSORBET	70
25.	BRUNT SUKKER-PECAN-IS	72
26.	RUBINRØDE POSJERTE PÆRER	75
27.	PEACH-BLUEBERRY CRISP	78
28.	SITRONMARENGS-LAGKAKE	81
29.	SJOKOLADEKREMPAI	84
30.	SJOKOLADEGLASERTE KOKOSBARER	86
31.	KIRSEBÆR-MANDELBISCOTTI	89
32.	HAVREGRYN-SJOKOLADEKAKER	92
33.	MAISBRØDPAI MED LITE NATRIUM	95
34.	SJOKOLADESUFFLÉKAKE	98
35.	SHEPHERD'S KALKUNPAI	101
36.	SILKEAKTIG KAKAOKREM	103
37.	SØTPOTETER OG EPLER	106
38.	BAKEBLANDING, LAV NATRIUM	109

HOVEDRETT 111

39.	KYLLINGSUPPE MED LITE NATRIUM	112
40.	PANNESTEKT KYLLINGBRYST	115
41.	BRAISERT KYLLING MED TOMATSAUS	118
42.	KINESISK RØRING MED KYLLING OG GRØNNSAKER	121
43.	OVNSSTEKT KJERNEMELKKYLLING	124
44.	GRESK KALKUNBURGERE MED FETA	127
45.	STEKTE KALKUNKOTELETTER	129
46.	STEKT INDREFILET AV SVIN	132
47.	SVINEKOTELETTER MED PEPPERKORNSAUS	135
48.	KINESISK OPPRØRT SVINEKJØTT	138
49.	MEDALJONGER MED STEKT SVINEKJØTT	140
50.	GRILLET BIFF-TACO MED FERSK SALSA	143

51.	GRILLET KVEITE MED MANGO SALSA	145
52.	STEKT LAKS MED CILANTRO PESTO	147
53.	PECAN-CRUSTED HONNING-DIJON LAKS	150
54.	STEKT ØRRET MED CHERRYTOMATER	152
55.	FISKETACO MED CHIPOTLEKREM	155
56.	KRYDRET GRILLEDE REKESPYD	157
57.	SPAGHETTI MED STEKTE REKER	160
58.	STEKT HAVSKJELL	163
59.	KRABBEKAKER MED RØD PEPPER AIOLI	166

KRYDER OG SAUSER 169

60.	DOBBEL TOMATKETCHUP	170
61.	SØT-KRYDRET RØD PEPPER RELISH	172
62.	GRILLSAUS	174
63.	KREMET SITRON-GRESSLØK-SMØRBRØD	176
64.	BASILIKUM-CILANTRO PESTO	178
65.	FERSK TOMAT-BASILIKUMPASTASAUS	180
66.	BOLOGNESE SAUS	183
67.	KRYDRET PEANØTTSAUS	186
68.	FRISK OG FRISK SALSA VERDE	188
69.	STEKT HVITLØK OG ROSMARINPÅLEGG	190
70.	ROMESCO-SAUS	192

SUPPER, CHILIER OG STEIER 194

71.	STEKT TOMATSUPPE MED MYNTE	195
72.	GRØNN SUPPE MED GEITOST	197
73.	KARRIED SØTPOTETSUPPE	200
74.	RØYKFYLT RØD LINSESUPPE	202
75.	KREMET BROKKOLI-OSTSUPPE	205
76.	LEMONY KYLLINGNUDDELSUPPE	208
77.	HVITE BØNNE- OG GRØNTSUPPE	210
78.	KRYDRET KYLLING-CHIPOTLE-TORTILLASUPPE	212

79.	Vietnamesisk biff nudelsuppe	215
80.	Kirsebærtomat og maissuppe	218
81.	Vegetarisk Quinoa Chili	221
82.	Bouillabaisse	224
83.	Hvit kylling chili	226
84.	Kylling og reker Gumbo	229
85.	Italiensk kyllinggryte med artisjokker	232
86.	Svine- og eplegryte	235
87.	Meksikansk svinegryte med tomatillos	238
88.	Biff og kraftig gryterett	241
89.	Biff- og grønnsaksgryte i kinesisk stil	244
90.	Marokkansk-krydret lam Tagine	247

VERSATSER 250

91.	Lemony Snap Peas med reddiker	251
92.	Garlicky Kale med rød paprika	253
93.	Sesam-ingefærbrokkoli	255
94.	Grønne bønner med Gorgonzola	258
95.	Kjernemelk potetmos	260
96.	Rosmarin søtpoteter	262
97.	Brunris pilaf med urter	264
98.	Bakt Polenta med Chard	266
99.	Fullkornscouscous med gulrøtter	269
100.	Quinoa med sopp	271

KONKLUSJON 273

INTRODUKSJON

Salt er et viktig mineral som utfører mange viktige funksjoner i kroppen din. Det finnes naturlig i matvarer som egg og grønnsaker og er også en hovedkomponent i bordsalt (natriumklorid).

Selv om det er viktig for helsen, er natrium i kosten noen ganger begrenset under visse omstendigheter. For eksempel er en lavnatriumdiett ofte foreskrevet til personer med visse medisinske tilstander, inkludert hjertesvikt, høyt blodtrykk og nyresykdom.

Fordi dette mineralet er livsviktig, regulerer nyrene dine nivåene nøye basert på konsentrasjonen av kroppsvæsker

Natrium finnes i de fleste matvarer du spiser - selv om hele matvarer som grønnsaker, frukt og fjærfe inneholder mye lavere mengder. Plantebaserte matvarer som ferskvarer har generelt mindre natrium enn animalske matvarer, som kjøtt og meieriprodukter.

Natrium er mest konsentrert i bearbeidet og pakket mat som chips, frosne middager og fastfood hvor salt tilsettes under bearbeiding for å forbedre smaken.

Som en generell regel for en lavnatriumdiett holdes natriuminntaket generelt til mindre enn 2 gram per dag

Retningslinjer og tips:

A. Bruk sitronsaft som en salterstatning.

B. Kok med friske urter i stedet for salt.

C. Bruk sitrusjuice og olivenolje som en lys, frisk salatdressing.

D. Snack på usaltede nøtter drysset med en blanding av urter.

E. Lag hjemmelaget suppe smaksatt med hvitløk og ingefær.

F. Bruk mer ferske råvarer i måltider og snacks.

FROKOST

1. Rise and Shine Fruit Smoothie

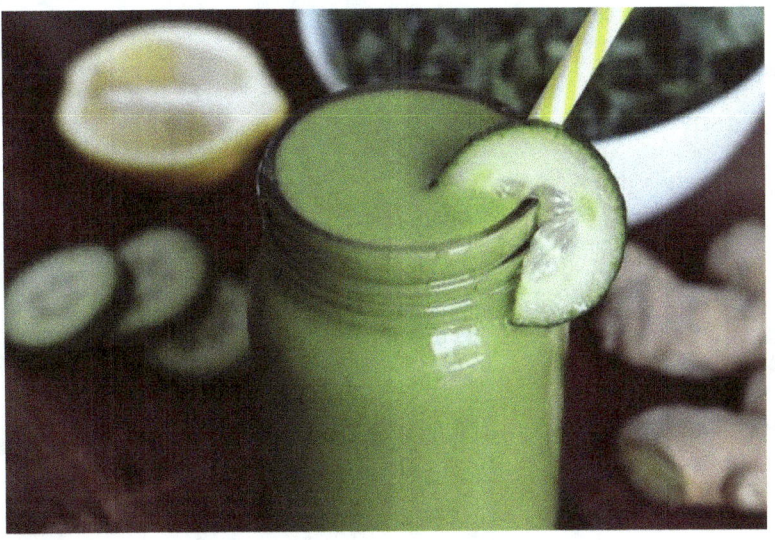

SERVER 1

Ingredienser
- 1 kopp frosne blandede bær
- ½ banan
- ½ kopp fersk appelsinjuice
- ¼ kopp silketofu

Veibeskrivelse

a) Bland alle ingrediensene i en blender og kjør til den er jevn.

b) Hell smoothien i et glass og server umiddelbart eller overfør den til en isolert reisekopp. Drikk det innen en time.

2. Veldig bærfrokostparfait

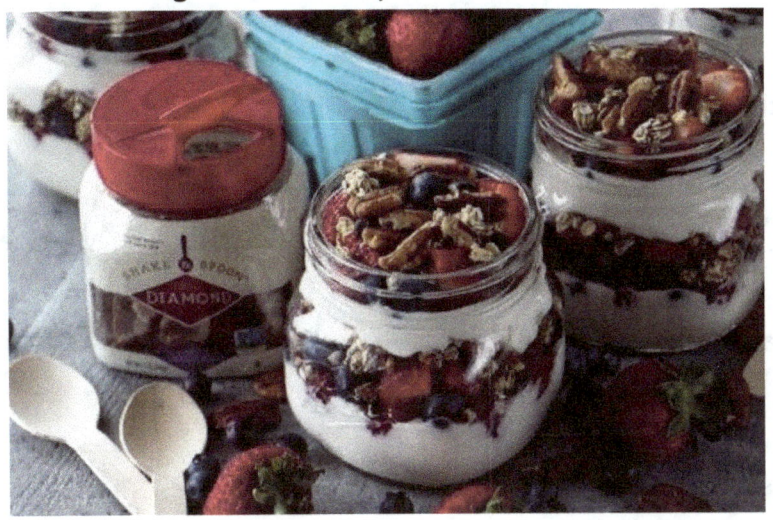

SERVER 4

Ingredienser
- 1½ kopper vanlig yoghurt med lavt fettinnhold
- 3 ss honning
- 1½ kopper müsli frokostblanding eller lav-natrium, lav-fett granola
- 1½ kopper blandede friske bær

Veibeskrivelse

a) Sett frem 4 parfaitglass, 8-unse murglass eller andre 8-unse glass.

b) I en liten miksebolle, kombinere yoghurt og honning og rør for å blande godt.

c) Hell 2 ss av yoghurtblandingen i bunnen av hvert glass eller krukke. Topp med 2 ss av frokostblandingen, og deretter 2 ss av frukten. Gjenta til alle ingrediensene er brukt.

d) Server umiddelbart eller dekk til og avkjøl parfaitene i opptil 2 timer.

3. Kirsebær-mandel granola

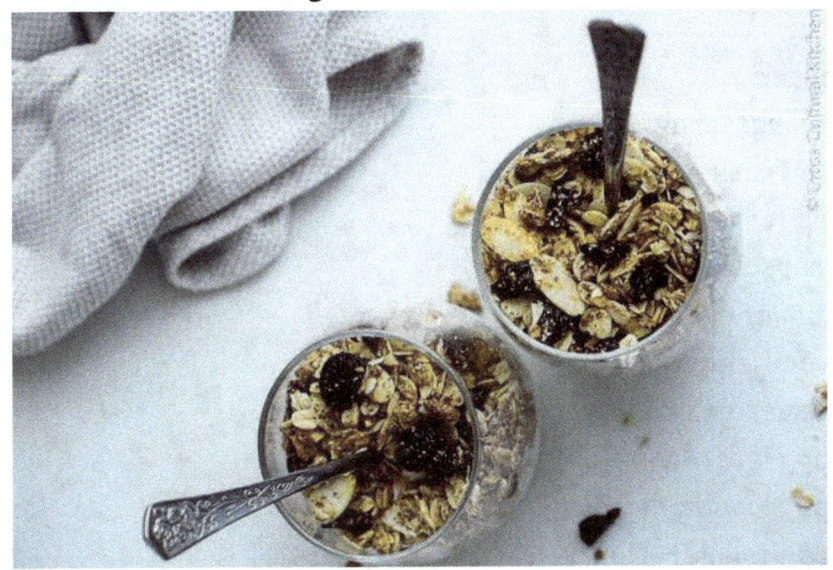

SERVER 8

Ingredienser
- Matlagingsspray
- ⅓ kopp frossen usøtet eplejuice
- ¼ kopp lønnesirup
- 3 ss rapsolje
- 2 ss brunt sukker
- 1 ts vaniljeekstrakt
- 2½ kopper gammeldags havregryn
- ½ kopp ristet hvetekim
- ½ kopp skivede mandler
- ½ kopp strimlet usøtet kokosnøtt
- 2 ss malt linfrø
- ½ kopp hakkede tørkede kirsebær

Veibeskrivelse

a) I en middels kjele satt over middels høy varme, kombinere eplejuice, lønnesirup, olje og brunt sukker og kok, rør av og til, i 3 til 5 minutter, eller til sukkeret er oppløst.

b) I en stor bolle kombinerer du havre, hvetekim, mandler, kokos og linfrø. Hell i væsken fra kasserollen og rør så det dekker godt. Fordel blandingen på den tilberedte bakeplaten.

c) Stek granolaen i ovnen i 15 minutter, og ta deretter bakeplaten ut av ovnen og rør granolaen.

d) Sett bakeplaten tilbake i ovnen, roter den forfra og bakover. Stek i ca. 15 minutter til, rør flere ganger, til granolaen begynner å bli brun.

4. Kremet jordbær havregryn

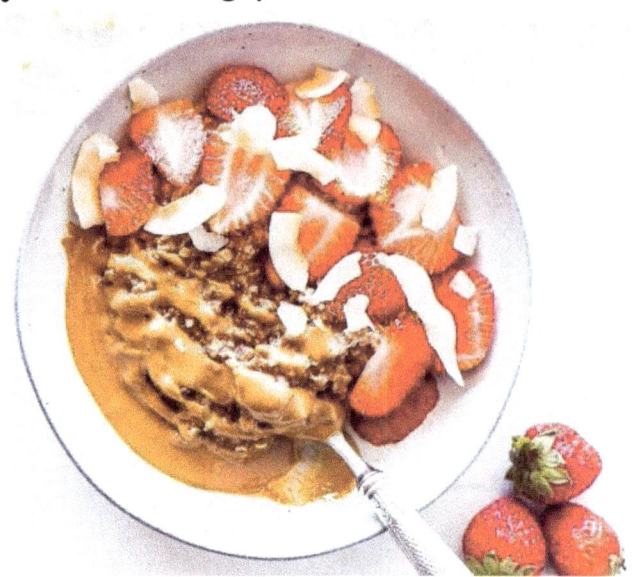

SERVER 1

Ingredienser
- $\frac{1}{2}$ kopp vann
- $\frac{1}{4}$ kopp lettmelk
- $\frac{1}{2}$ kopp gammeldags hurtigkokt havregryn
- $\frac{1}{2}$ kopp jordbær i skiver
- $\frac{1}{4}$ kopp fettfri gresk yoghurt
- 1 ss honning

Veibeskrivelse

a) Kombiner vann, melk og havre i en liten kjele satt over middels varme. Gi blandingen et oppkok, rør av og til.

b) Når blandingen koker, reduser varmen til lav og la det småkoke i 3 til 5 minutter, rør av og til, til havren er mør.

c) Fjern fra varmen, dekk til og la stå i 3 til 5 minutter.

d) Hell havregrynene i en serveringsbolle. Rør inn jordbær, yoghurt og honning og server umiddelbart.

5. Sitron-blåbærmuffins

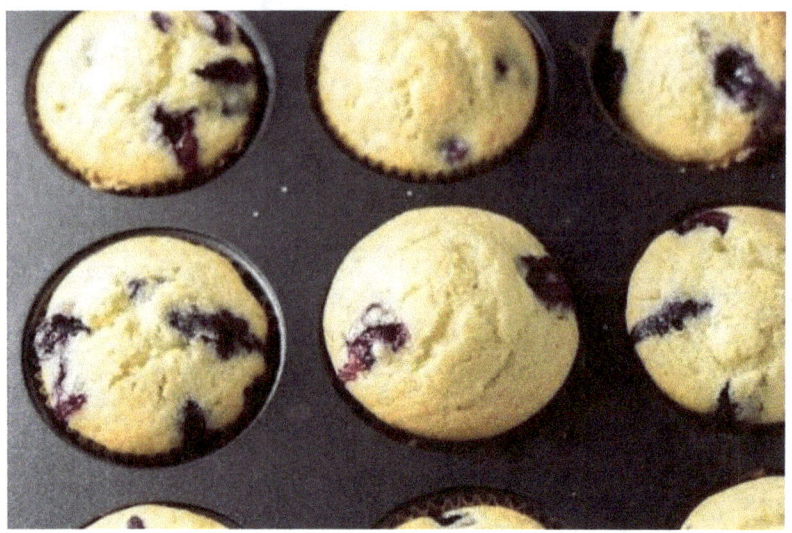

Ingredienser
- Matlagingsspray (valgfritt)
- 1 kopp fullkornshvetemel
- 1 kopp universalmel
- 2 ts bakepulver
- 1 ts natron
- $\frac{1}{2}$ kopp sukker
- Skal av 1 sitron
- 1 kopp lav-fett kjernemelk
- ⅓ kopp rapsolje
- 1 egg
- 1 ts vaniljeekstrakt

Veibeskrivelse

a) $1\frac{1}{2}$ kopper friske eller frosne (ikke tint) blåbær

b) Kle en standard 12-kopps muffinsform med papirliner eller spray den med nonstick-spray.

c) I en middels miksebolle kombinerer du mel, bakepulver og natron.

d) Ha sukkeret i en stor miksebolle. Bruk de fine hullene på en ostehøvel eller en Microplane rivjern, skrell sitronen direkte i bollen med sukker. Rør for å kombinere.

e) Tilsett kjernemelk, olje, egg og vanilje og pisk med en elektrisk mikser på middels hastighet til det er godt blandet.

f) Tilsett de tørre ingrediensene til de våte ingrediensene i 2 eller 3 omganger, pisk bare for å kombinere etter hver tilsetning. Vend forsiktig inn blåbærene.

g) Hell røren i den forberedte muffinsformen, del den likt. Stek i ovnen i 20 til 25 minutter .

6. Eplemuffins med kanel n

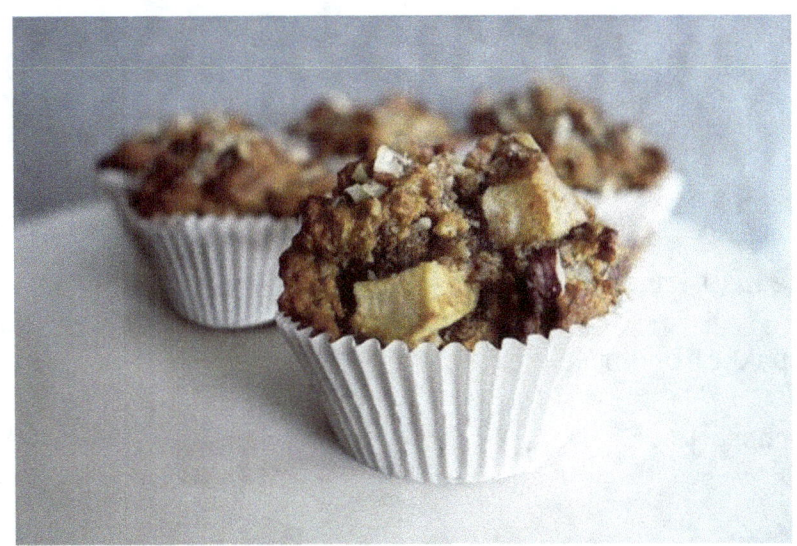

Ingredienser
- Matlagingsspray (valgfritt)
- 1 kopp universalmel
- 1 kopp fullkornsdeigsmel
- 1 ts natron
- ¼ teskje malt kanel
- ¾ kopp pakket brunt sukker
- ¼ kopp rapsolje
- 2 egg
- 1 kopp usøtet eplemos
- 1 ts vaniljeekstrakt
- ¾ kopp fettfattig kjernemelk
  - 1 middels eple, skrelt

Veibeskrivelse

a) I en middels miksebolle kombinerer du mel, natron og kanel. Kombiner brunt sukker og olje i en stor bolle.

b) Tilsett eggene, ett om gangen, og visp etter hver tilsetning til eggene er innlemmet. Rør inn eplemos og vanilje.

c) Tilsett halvparten av melblandingen og rør for å kombinere. Tilsett halvparten av kjernemelken og resten av melet, rør igjen til det er blandet. Tilsett den resterende kjernemelken og rør for å kombinere. Brett inn eplet.

d) Hell røren i den forberedte muffinsformen, del likt. Dryss nøttetoppen over toppen. Stek i ovnen i 20 til 25 minutter .

7. Lønne-kanel havrepannekaker

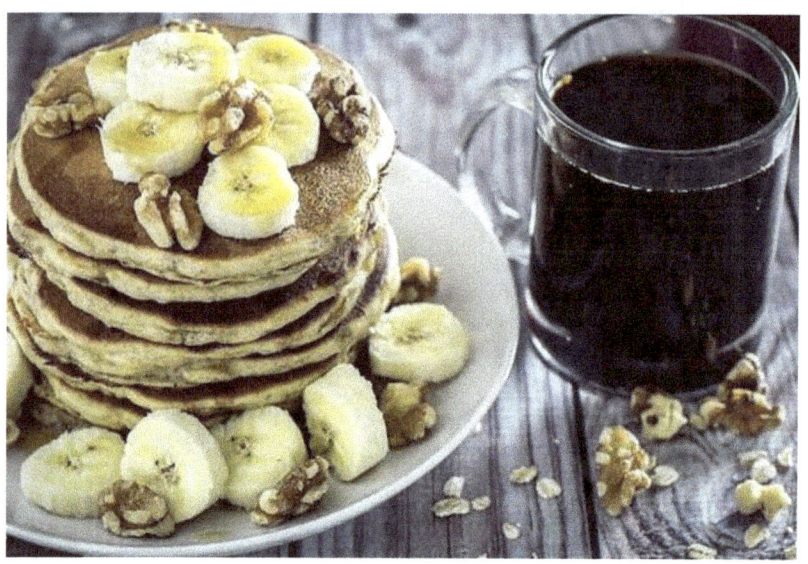

Ingredienser
- 1½ kopp gammeldags havregryn
- ½ kopp fullkornshvetemel
- 1 ts malt kanel
- 1 ts bakepulver
- 2 kopper lav-fett kjernemelk
- 2 ss lønnesirup
- 1 egg
- Matlagingsspray

Veibeskrivelse
a) Kombiner havre, mel, kanel og bakepulver i en middels miksebolle.

b) I en stor miksebolle, visp sammen kjernemelk, lønnesirup og egg.

c) Tilsett den tørre blandingen til den våte blandingen i 2 eller 3 tilsetninger, bland godt etter hver tilsetning. La det stå i 10 til 15 minutter, til blandingen blir boblende.

d) Spray en nonstick-gryte med matlagingsspray og varm den over middels varme.

e) Hell røren i pannen, omtrent ¼ kopp for hver pannekake, og stek i 2 til 3 minutter, til det kommer bobler på overflaten.

f) Vend og fortsett å steke ytterligere 1 til 2 minutter, til hver pannekake er brunet på den andre siden.

8. Sveitsisk Chard og Quinoa Frittata

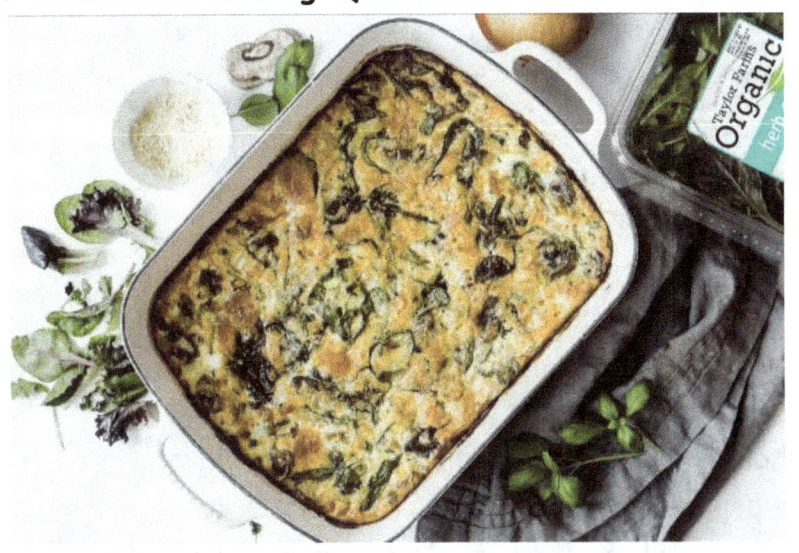

SERVER 6

Ingredienser
- Matlagingsspray
- ⅓ kopp ukrydret brødsmuler
- 1 ss olivenolje
- 1 middels løk, i terninger
- 2 fedd hvitløk, finhakket
- 1 pund sveitsiske mangoldblader, tøff midtstilk fjernet og blader i tynne skiver
- 1 ss finhakket fersk timian, eller 1 ts tørket timian
- ¼ ts rød pepperflak
- 1 kopp quinoa, tilberedt i henhold til pakkens anvisninger (ca. 2 kopper kokt)
- 1 kopp delvis skummet ricottaost
- ¼ ts nykvernet pepper
- 2 egg, lett pisket

Veibeskrivelse

a) Forvarm ovnen til 350°F.

b) Spray en 8 x 8-tommers bakebolle med matlagingsspray og belegg den med brødsmuler.

c) Varm oljen i en stor stekepanne over middels høy varme. Tilsett løk og hvitløk og stek, rør ofte, til det er mykt, ca 5 minutter.

d) Tilsett chard og kok ytterligere 3 til 4 minutter, rør ofte, til greenene er visne. Rør inn timian- og rødpepperflakene.

e) Fjern stekepannen fra varmen og overfør mangoldblandingen til en middels miksebolle.

f) Rør kokt quinoa, ost, pepper og egg inn i mangoldblandingen. Overfør blandingen til den tilberedte bakebollen og stek i ovnen i ca. 1 time, til kantene akkurat begynner å bli brune og midten er stivnet.

g) La frittataen avkjøles i noen minutter før du skjærer den i firkanter. Serveres varm eller i romtemperatur.

9. Krydret egg med geitost

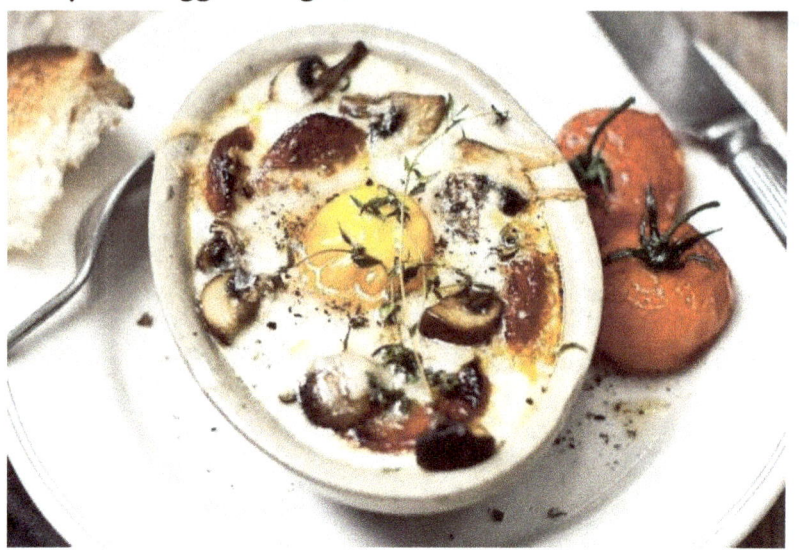

SERVER 4

Ingredienser
- Matlagingsspray
- 10 gram frossen hakket spinat, tint og presset tørr
- 4 egg
- ¼ kopp tykk salsa
- ¼ kopp smuldret geitost
- Nykvernet pepper

Veibeskrivelse

a) Forvarm ovnen til 325°F.

b) Spray fire 6-unse ramekins eller vaniljesaus kopper med matlaging spray.

c) Dekk bunnen av hver ramekin med spinat, del den likt. Lag en liten fordypning i midten av hvert lag med spinat.

d) Knekk ett egg på toppen av spinaten i hver ramekin. Topp hvert egg med 1 ss salsa og 1 ss geitost. Dryss over pepper.

e) Legg ramekins på et bakepapir og stek i ovnen i ca 20 minutter, til hvitene er helt stivnede, men plommen fortsatt er litt rennende. Server umiddelbart.

10. Garlicky sopp og osteomelett

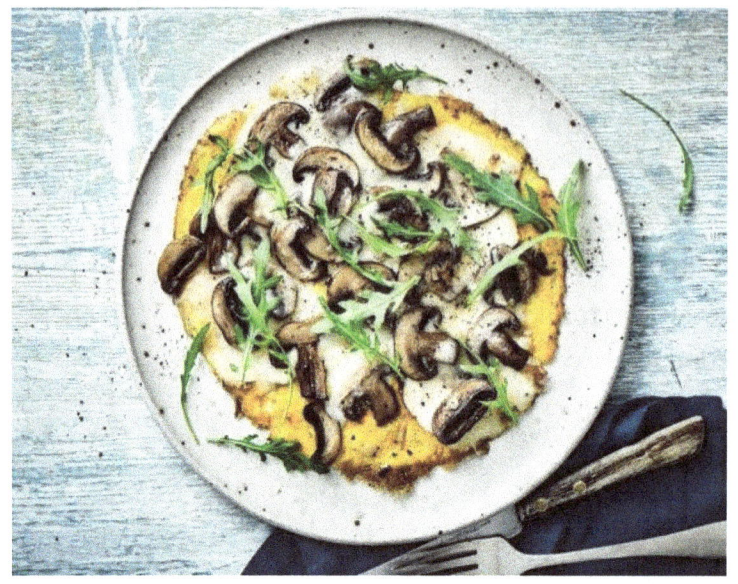

SERVER 1

Ingredienser
- 2 egg
- 1 ts vann
- Nykvernet pepper
- Matlagingsspray
- ½ ts finhakket hvitløk
- 4 gram oppskåret knapp eller cremini sopp
- 1 unse strimlet sveitsisk ost med lavt natriuminnhold
- 1 ts finhakket fersk persille

Veibeskrivelse

a) I en liten bolle, visp egg, vann og pepper etter smak sammen til det er godt kombinert.

b) Spray en liten nonstick-gryte med matlagingsspray og varm den over middels varme. Tilsett hvitløk og sopp og kok, rør ofte, til soppen er myk, ca 5 minutter. Ha soppblandingen over i en bolle.

c) Spray pannen igjen med matlagingsspray, om nødvendig, og sett den over middels varme. Tilsett eggene og kok dem til kantene begynner å stivne. Med en slikkepott skyver du det sette egget fra kantene mot midten. Vipp pannen, la det ukokte egget spre seg rundt utsiden av egget. Kok til omeletten er nesten stivnet.

d) Hell den kokte soppen i omeletten på en linje ned i midten. Topp med osten og halvparten av persillen.

e) Brett den ene siden av omeletten over toppen av den andre siden. La det koke i 1 minutt eller så mer for å smelte osten.

f) Skyv omeletten over på en tallerken og server umiddelbart, pyntet med resten av persillen.

SNACKS OG FORRETTER

11. Sitron-Pepper Popcorn med Parmesan

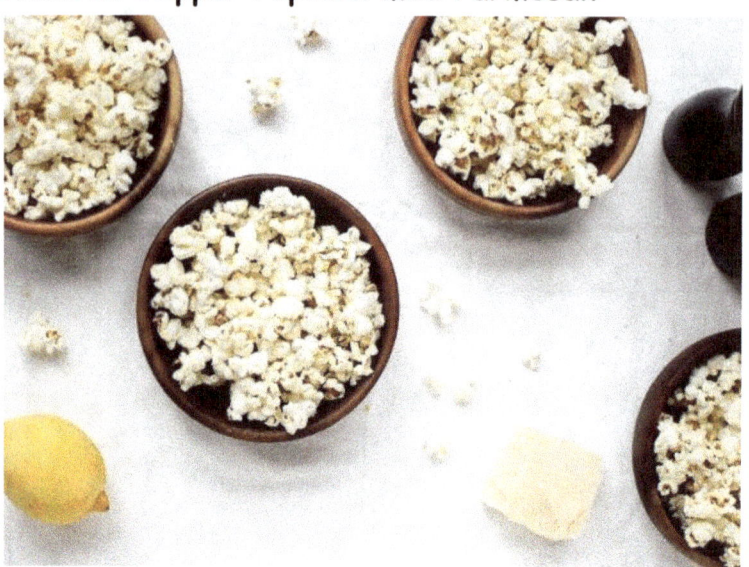

SERVER 4

Ingredienser
- 4 kopper luftpoppet popcorn
- 2 ss revet parmesanost
- $\frac{3}{4}$ teskje sitronpepperkrydder

Veibeskrivelse

a) Kombiner alle ingrediensene i en stor bolle.

b) Rør godt og server umiddelbart.

12. Karri-lime peanøtter

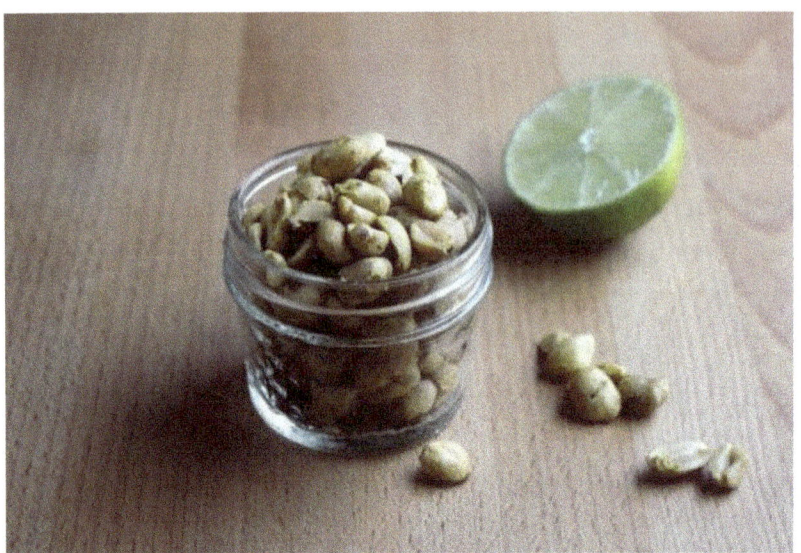

Ingredienser
- 2 ss fersk limejuice
- 2 ss karripulver
- ¼ ts kajennepepper (valgfritt)
- 2 kopper usaltede peanøtter

Veibeskrivelse

a) Forvarm ovnen til 250°F.

b) I en middels miksebolle, visp sammen limejuice, karripulver og cayenne, hvis du bruker, til det er godt kombinert. Tilsett peanøttene og rør for å dekke.

c) Fordel peanøttene i et jevnt lag på en stor stekeplate.

d) Stek peanøttene i ovnen, rør av og til, i 45 til 50 minutter, til de begynner å bli brune.

e) La peanøttene avkjøles helt før de spises; de kan oppbevares i en lufttett beholder ved romtemperatur i opptil 1 uke.

13. Rosmarin søtpotetchips

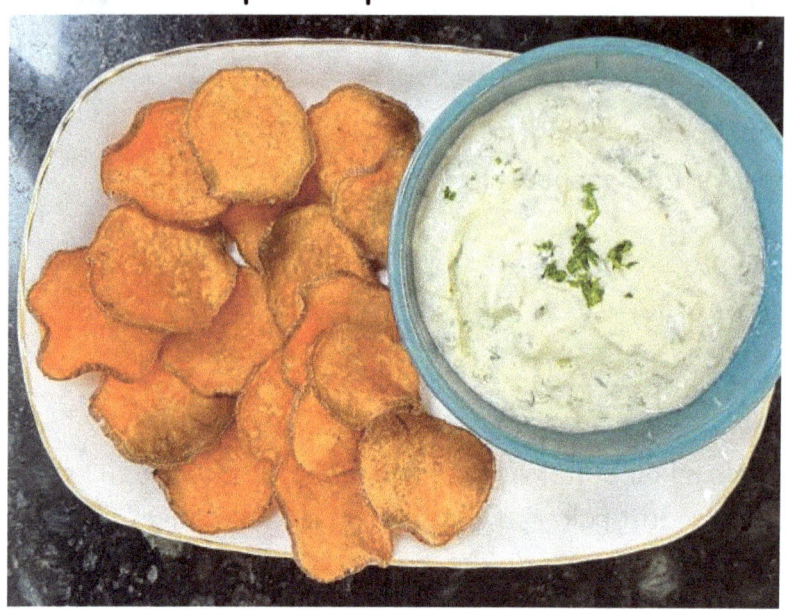

SERVER 2

Ingredienser
- Matlagingsspray
- 1 stor søtpotet, skrelt og i tynne skiver
- 1 ts finhakket fersk rosmarin

Veibeskrivelse

a) Forvarm ovnen til 400°F.

b) Dekk 2 store bakeplater med kokespray.

c) Ordne potetskivene på de tilberedte bakeplatene i et enkelt lag. Spray dem med matlagingsspray og dryss dem med rosmarin.

d) Stek ett og ett ark i ovnen i ca 15 minutter, til chipsene så vidt begynner å bli brune. Overfør chipsene til en rist for å avkjøles.

e) Server umiddelbart eller oppbevar chipsene i en lufttett beholder ved romtemperatur i opptil 2 dager.

14. Jalapeño-Cilantro Hummus

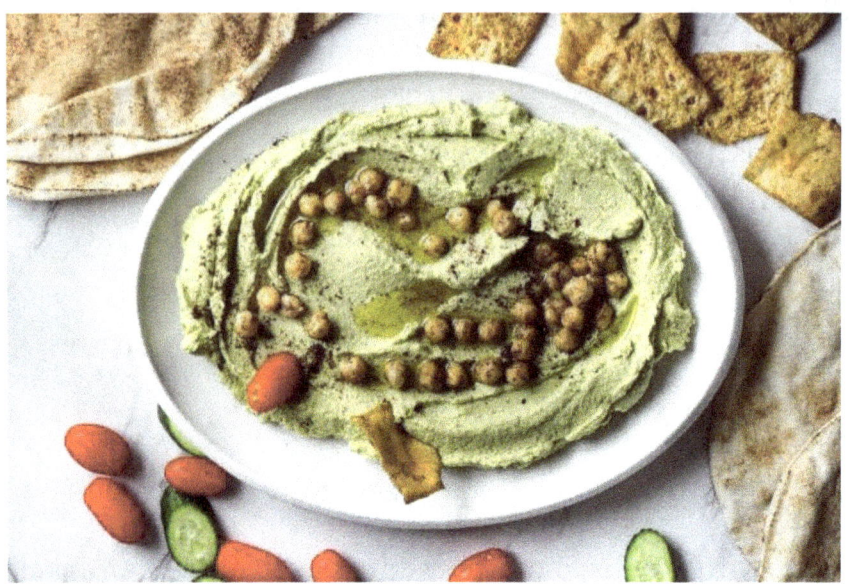

SERVER 6

Ingredienser
- 1 (15 unse) boks kikerter, drenert og skylt
- 1 kopp korianderblader, pluss ekstra til pynt
- 2 små jalapeños, frøsådd og grovhakket
- 1 hvitløksfedd
- ¼ kopp fersk limejuice
- 2 ss tahini (sesampasta)
- 1 ss olivenolje

Veibeskrivelse

a) Puré kikerter, koriander, jalapeños og hvitløk i en foodprosessor til den er jevn.

b) Tilsett limejuice, tahini og olje og bearbeid til det er godt blandet. Hvis blandingen er for tykk, tilsett vann, 1 ss om gangen, til ønsket konsistens er oppnådd.

c) Server hummusen umiddelbart, garnert med ekstra koriander, eller dekk til og avkjøl i opptil 2 dager.

15. Frisk hvitløk og urteyoghurtdip

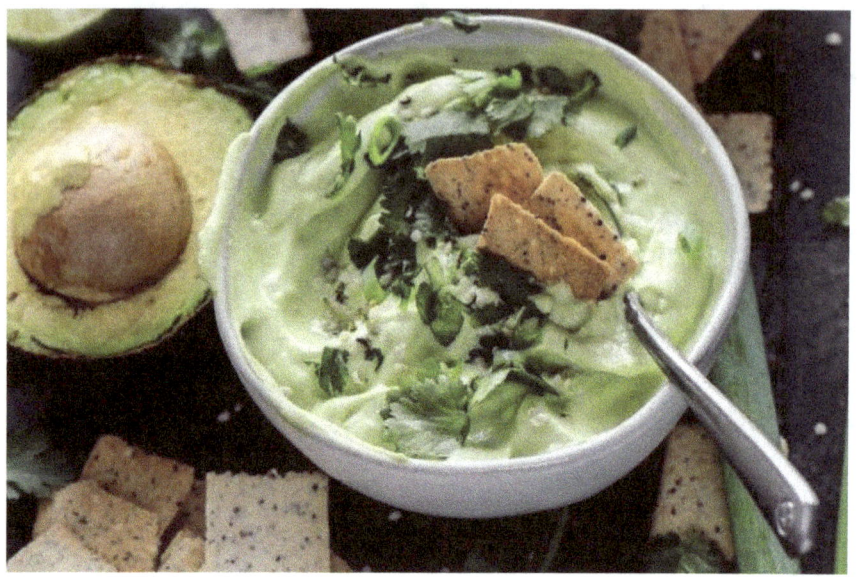

SERVER 8

Ingredienser
- 1 kopp fettfri gresk yoghurt
- ½ kopp revet agurk, drenert og presset tørr
- 2 ss revet gul løk
- 1 ss fersk sitronsaft
- 1 ss finhakket fersk dill
- 1 ss finhakket fersk mynte
- 1 ts hakket fersk oregano
- 2 ts honning
- 2 fedd hvitløk, finhakket
- 1 ts olivenolje

Veibeskrivelse

a) Kombiner alle ingrediensene i en middels bolle. Rør for å blande godt.

b) Dekk til og avkjøl dippen i minst 1 time for å la smakene smelte sammen.

c) Server dippen umiddelbart eller oppbevar den i kjøleskapet i opptil 2 dager.

16. Søte erter og ricotta-toaster

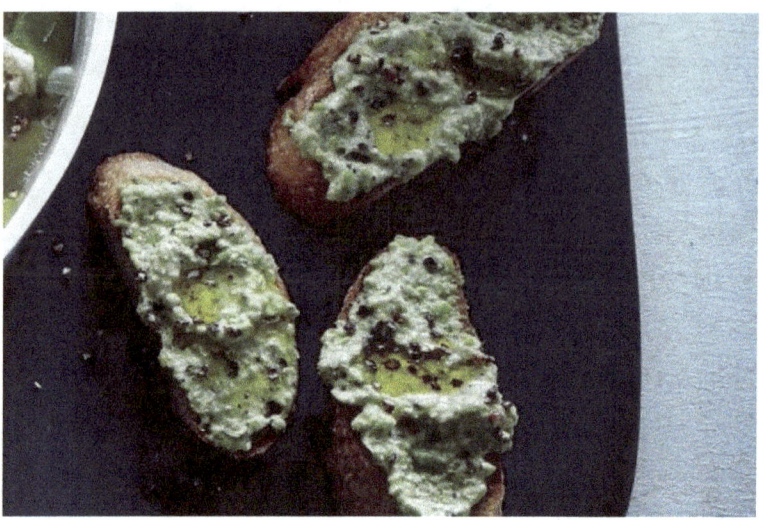

SERVER 8

Ingredienser
- 1½ kopper frosne erter
- Saft av 1 sitron
- 1 ss olivenolje
- ½ kopp hakket fersk basilikum
- ts nykvernet pepper
- 24 tynne skiver fullkornsbaguette
- 1 hvitløksfedd, halvert
- ¾ kopp delvis skummet ricottaost

Veibeskrivelse

a) Kok ertene til de er møre etter anvisningen på pakken. Hell av og skyll ertene med kaldt vann.

b) Ha de kokte ertene, sitronsaften, oljen, basilikum og pepper i en foodprosessor og bearbeid til den er jevn.

c) Spray baguetteskivene med matlagingsspray og legg dem i ett lag på en stor bakeplate. Stek baguetteskivene i ovnen i 4 til 5 minutter på hver side, til brødet er sprøtt og gyllenbrunt.

d) Ta baguetteskivene ut av ovnen og la dem avkjøles i flere minutter på rist.

e) Gni hvert stykke toast med de kuttede sidene av det halverte hvitløksfedd.

f) Fordel ricottaosten på de ristede baguetteskivene og legg dem på bakeplaten. Stek i 1 til 2 minutter, til osten er varm og begynner å boble.

17. Tomat- og baconbrødsnurrer

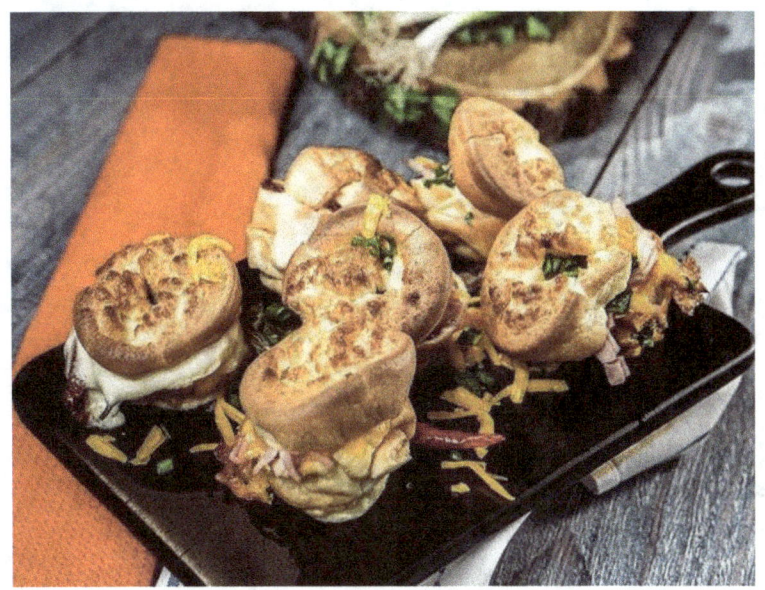

GJØR 8 VENDINGER

Ingredienser
- 2 ss hakkede soltørkede tomater
- ½ kopp universalmel
- ¼ kopp fullkornshvetemel
- 1 ts bakepulver med lavt natriuminnhold
- ¼ ts rød pepperflak
- ⅛ teskje krem av tartar
- 2½ ss usaltet smør
- 2 skiver kalkunbacon, kokt og smuldret
- ¼ kopp fettfri melk
- 2 ss revet parmesanost

Veibeskrivelse

a) Dekk de soltørkede tomatene med varmt vann i en liten bolle og la dem stå i 5 minutter for å rekonstituere tomatene. Tøm, kast bløtleggingsvæsken.

b) I en foodprosessor kombinerer du mel, bakepulver, røde pepperflak og kremen av tartar. Tilsett smøret og puls til blandingen minner om et grovt måltid. Overfør blandingen til en middels miksebolle.

c) Rør inn bacon og tomater. Tilsett melken og rør bare til deigen kommer sammen.

d) Vend deigen ut på en lett melet arbeidsflate og elt den flere ganger, til den blir jevn. Klapp deigen ut til en 4 x 4-tommers firkant.

e) Skjær firkanten i 4 like strimler og halver deretter hver strimmel på tvers. Vri hver stripe og legg den på en stor bakeplate.

f) Spray brødtvistene med matlagingsspray, dryss over osten og stek i ovnen til de er lyse gyldenbrune, ca. 10 minutter. Server umiddelbart.

18. Krabbekjøtt Quesadillas

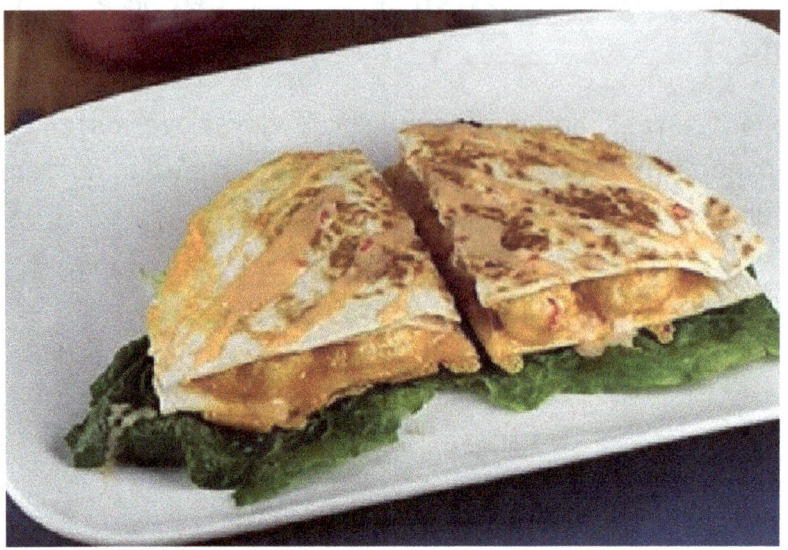

SERVER 6

Ingredienser
- ¾ kopp revet cheddarost med lite natrium
- 2 gram fettfattig kremost, myknet
- 4 grønne løk, i tynne skiver
- ½ middels rød paprika, finhakket
- ⅓ kopp hakket koriander
- 1 jalapeño, frøsådd og finhakket
- 1 ts limeskall
- 1 ss fersk limejuice
- 8 gram klump krabbekjøtt
- 4 fullkornstortillaer
- Matlagingsspray

Veibeskrivelse

a) I en middels bolle, rør sammen cheddarost, kremost, grønn løk, paprika, koriander, jalapeño, limeskall og limejuice. Brett inn krabbekjøttet, pass på at det ikke brytes opp for mye.

b) Fordel krabbekjøttblandingen på den ene halvdelen av hver av tortillaene, del den jevnt. Brett tortillaene for å lage halvmåner.

c) Spray en stor nonstick-gryte med matlagingsspray og varm den over middels varme. Stek 2 quesadillas om gangen, i ca 3 minutter på hver side, til de er gyllenbrune og fyllet er varmt.

d) Ta quesadillaene ut av pannen og hold dem varme mens du koker de resterende quesadillaene.

e) Skjær hver quesadilla i 4 skiver og server varm.

19. Frosne yoghurt-bærknapper

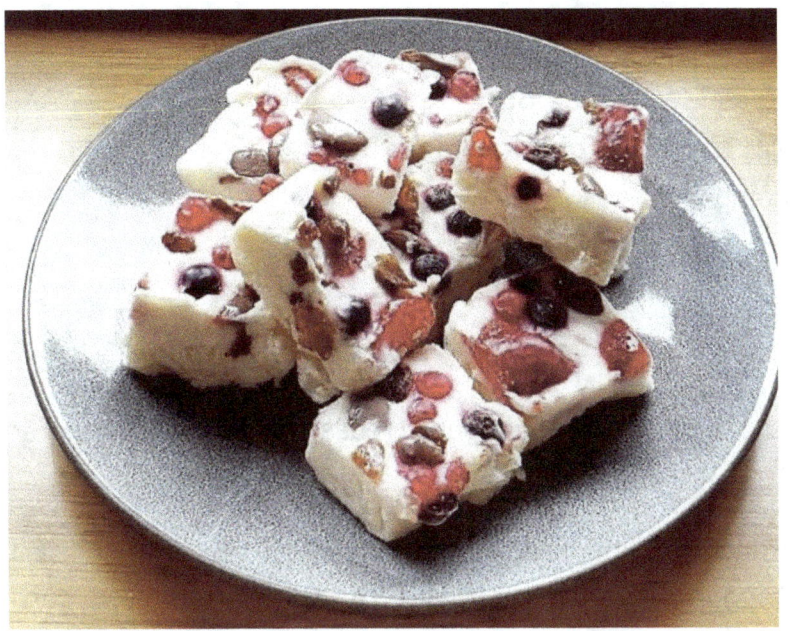

SERVER 1

Ingredienser
- ½ kopp frosne blandede bær
- 1 kopp fettfri vanlig gresk yoghurt
- 1 ts honning

Veibeskrivelse

a) Kle en stekeplate med bakepapir (pass på at bakeplaten får plass i fryseren).

b) Puré bærene i en foodprosessor eller blender. Tilsett yoghurt og honning og bearbeid til det er jevnt og godt kombinert.

c) Slipp yoghurt-bærblandingen med ¼ teskjeer på bakepapiret, la det være mellomrom slik at de ikke sprer seg inn i hverandre.

d) Legg bakeplaten i fryseren og frys til dråpene er faste, minst 3 timer.

e) Server umiddelbart, eller overfør dråpene til en frysesikker, lukkbar plastpose og oppbevar til de skal spises.

20. Sjokolade Cherry Granola Barer

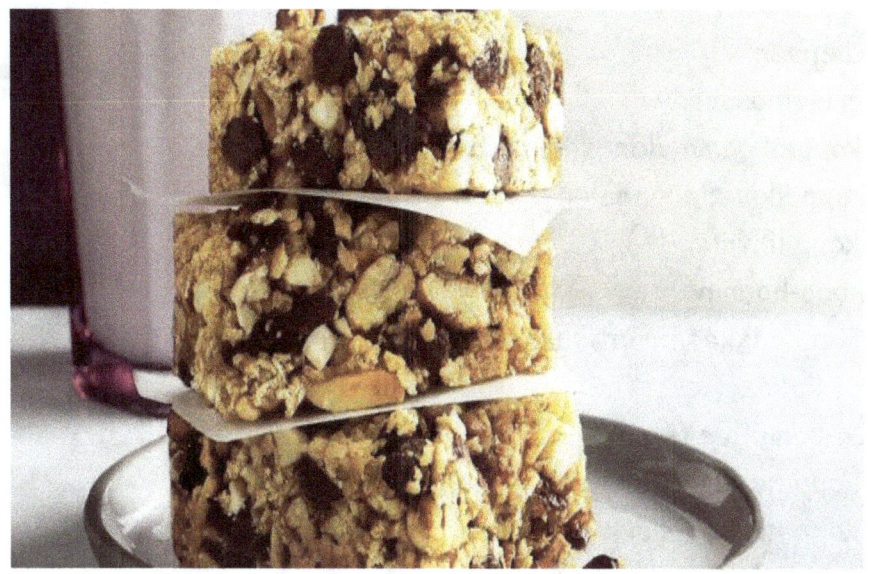

GJØR 12 STANGER

Ingredienser
- Matlagingsspray
- 2 kopper gammeldags hurtigkokt havregryn
- 1 kopp skivede mandler
- ¼ kopp linfrø
- ⅔ kopp honning
- ¼ kopp pakket brunt sukker
- 3 ss kokosolje
- 1½ ts vaniljeekstrakt
- ½ kopp hakkede tørkede kirsebær
- ½ kopp hakket mørk sjokolade

Veibeskrivelse

a) Kombiner havre og mandler i en stor miksebolle og rør for å blande godt. Fordel blandingen på en stor stekeplate og stek i ovnen i ca 10 minutter, rør av og til, til den er lett ristet.

b) Ha blandingen tilbake i den store miksebollen og rør inn linfrøet.

c) Reduser ovnstemperaturen til 300 °F.

d) Kombiner honning, brunt sukker og kokosolje i en liten kjele satt over middels varme og kok opp. Kok under omrøring i 1 minutt, og rør deretter inn vaniljen.

e) Tilsett honningblandingen i havreblandingen sammen med kirsebærene og rør godt. Brett inn sjokoladen.

f) Overfør blandingen til den forberedte stekepannen. Trykk blandingen til et jevnt lag i pannen. Stek granolaen i ovnen i 25 til 28 minutter, til granolaen begynner å bli brun.

DESSERTER

21. Cherry cris s

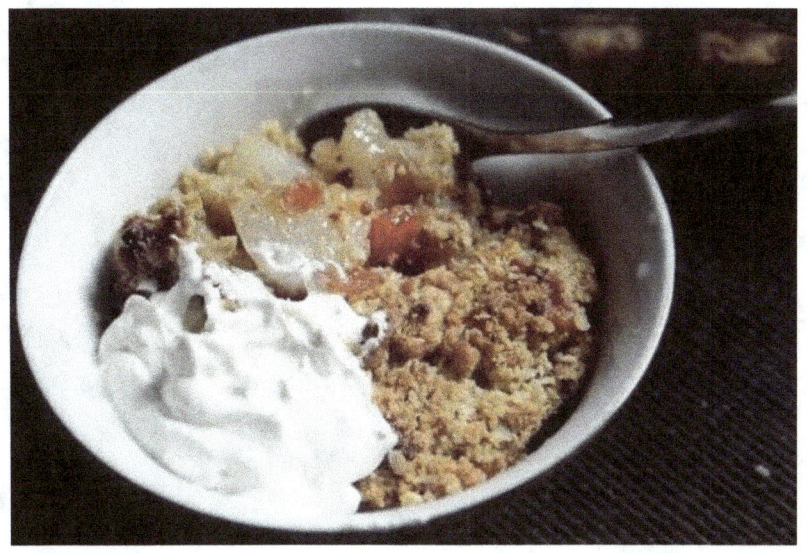

Utbytte: 6 porsjoner

Ingrediens

- 16 gram Kan rød syrlig groper
- Kirsebær
- 1½ spiseskje Maisstivelse
- ½ kopp Hurtigkokt havregryn
- 2 spiseskjeer Hakkede valnøtter
- 4 teskjeer Sukker
- ¼ teskje Mandelekstrakt
- 1 spiseskje Margarin - smeltet

Veibeskrivelse

a) Tøm kirsebærene, ta vare på ¾ kopp juice. Bland en liten mengde juice, maisstivelse og sukker i en kjele. Rør inn gjenværende juice.

b) Kok over moderat varme under konstant omrøring til den er tykkere og klar. Fjern fra varme. Tilsett kirsebær og ekstraher. Fordel i 8-tommers panne.

c) TOPPING: Forvarm ovnen til 375 F. Bland havre og valnøtter i en liten bolle.

d) Tilsett margarin; bland godt med gaffel. Blandingen vil være smuldrete. Dryss topping over kirsebær. Stek i 20 minutter eller til toppingen er brun. Serveres varm eller avkjølt

22. Seige eplemåner

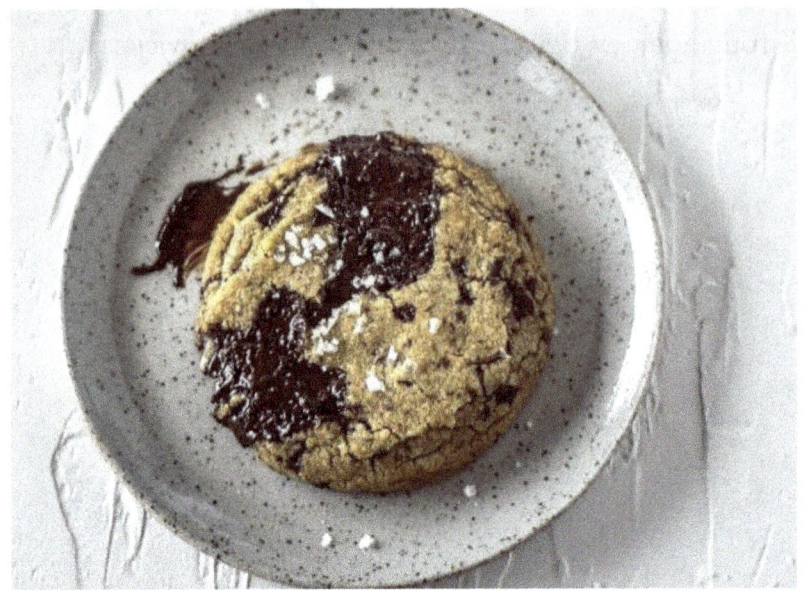

Utbytte: 18 porsjoner

Ingrediens

- ¾ kopp Juice, eple -- konsentrat
- ½ kopp Epler - tørket
- 2 Egg
- ¼ kopp Smør -- smeltet og avkjølt
- 1 teskje Vanilje
- 1¼ kopp Mel
- ½ teskje Bakepulver
- ½ teskje Kanel -- malt
- ⅛ teskje Muskat - malt

Veibeskrivelse

a) Hakk frukt. Kombiner eplejuicekonsentrat og epler; la stå i 10 minutter.

b) Forvarm ovnen til 350. Pisk egg i middels bolle. Bland inn konsentratblanding, smør og vanilje. Tilsett de resterende ingrediensene og bland godt. Slipp spiseskjeer med deig 2" på smurte kakeplater.

c) Stek i 10-12 minutter, til de er faste og gyllenbrune.

d) Kule rist. Oppbevares i tett dekket beholder.

23. Diabetiker og kake med lite natrium

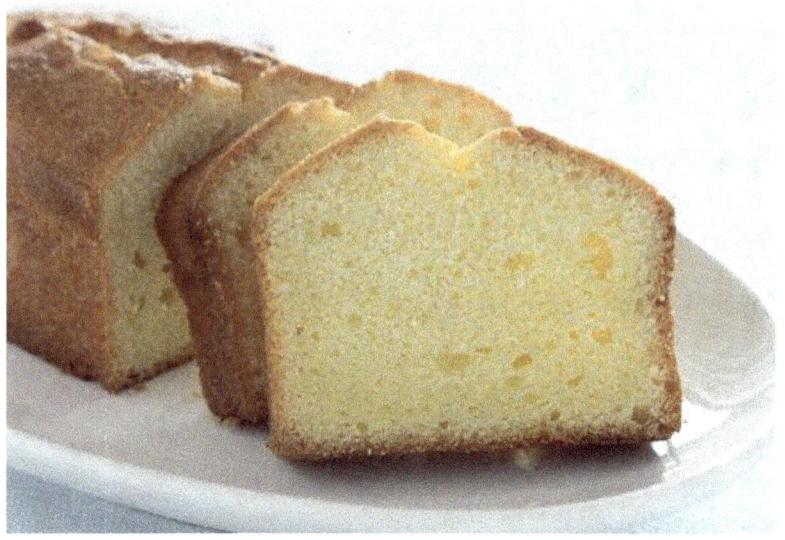

Utbytte: 4 porsjoner

Ingrediens

- 1½ kopp Vegetabilsk matfett
- 2¾ kopp Sukker
- 9 Egg
- 1 Sitron; Saft av
- 1 teskje Vanilje
- 2 kopper Sikt kakemel

Veibeskrivelse

a) Forvarm ovnen til 300 grader. Smør og mel 10-tommers rørpanne.

b) Kremfett til den er jevn. Tilsett sukker og fløte gradvis godt.

c) Tilsett eggene ett om gangen, fløte godt etter hvert. Rør inn sitronsaft og vanilje. Sikt kakemel og tilsett blandingen.

d) Hell blandingen i rørpanne. Stek i 1½ time eller til testene er ferdige.

24. Kremet kjernemelk-sitronsorbet

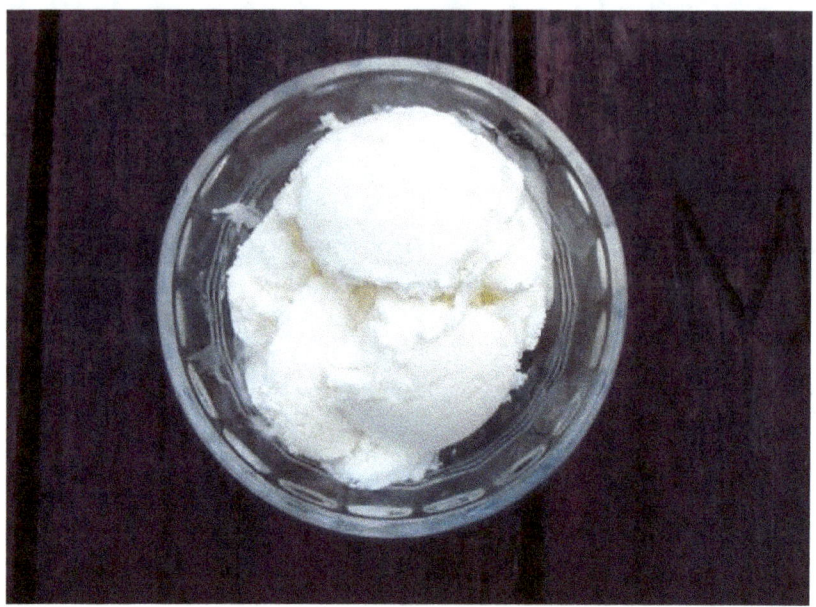

SERVER 4

Ingrediens

- 2 kopper lav-fett kjernemelk
- 1 kopp sukker
- Skal av 1 sitron
- $\frac{1}{4}$ kopp fersk sitronsaft

Veibeskrivelse

a) I en stor miksebolle, rør alle ingrediensene sammen til sukkeret er helt oppløst.

b) Dekk til og avkjøl blandingen i ca 4 timer, til den er veldig kald.

c) Overfør blandingen til en iskremmaskin og frys i henhold til produsentens anvisninger.

d) Overfør sorbeten til en frysesikker beholder og frys i minst 4 timer før servering.

25. Brunt sukker - Pecan-is

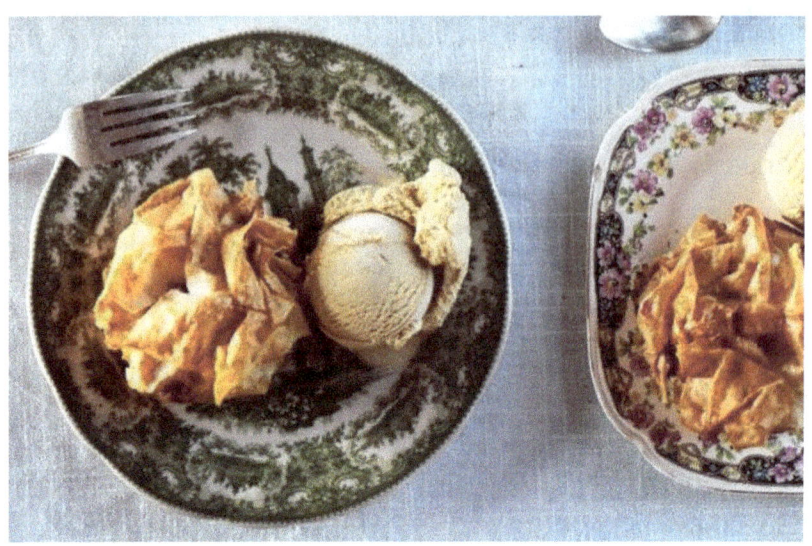

SERVER 8

Ingrediens

- 1 ss vann
- 1½ ts unflavored pulverisert gelatin
- 2½ kopper lettmelk
- ¾ kopp pakket mørkt brunt sukker
- ½ ts malt kanel
- 3 eggeplommer
- 1 (12 unse) boks fordampet melk uten fett
- 1 ts vaniljeekstrakt
- ½ kopp hakkede pekannøtter

Veibeskrivelse

a) I en stor kjele, varm 1½ kopper av melken over middels varme. Når melken er varm, rør inn brunt sukker og kanel, og fortsett å varme .

b) I en middels bolle, visp sammen eggeplommene og fordampet melk. Tilsett den varme melkeblandingen til eggedosen i en tynn stråle, mens du visp hele tiden, til den er godt blandet.

c) Overfør blandingen tilbake til kasserollen og varm opp på middels varme, mens du rører konstant, til blandingen akkurat begynner å tykne, ca. 5 minutter.

d) Sil blandingen gjennom en finmasket sil over i en bolle og visp inn gelatin- og vannblandingen.

e) Rør inn den resterende 1 koppen melk og vaniljeekstraktet, dekk til og avkjøl i kjøleskapet i minst 2 timer eller over natten.

f) Rør blandingen, overfør den til en iskremmaskin og frys den i henhold til produsentens anvisninger. Når blandingen er nesten frossen, tilsett pekannøtter.

26. Rubinrøde posjerte pærer

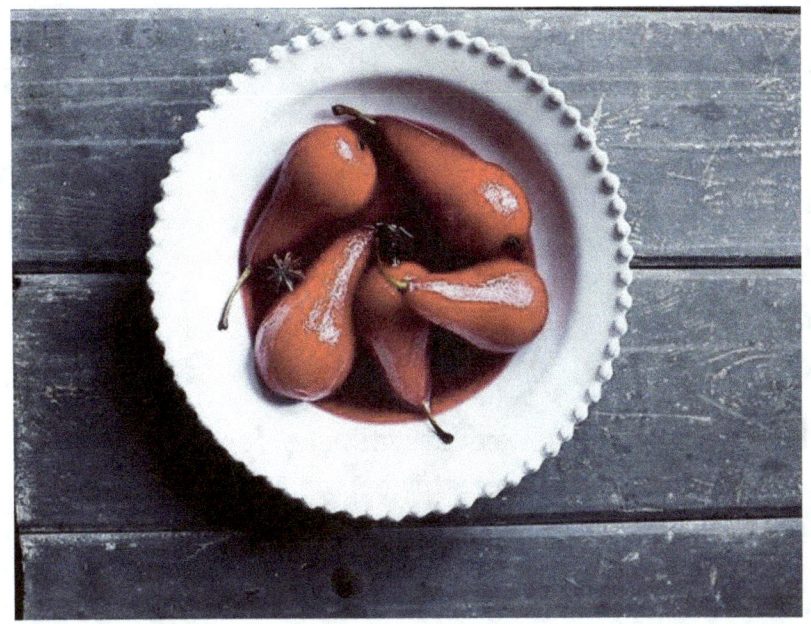

SERVER 4

Ingrediens

- 2 kopper rødvin
- ¼ kopp sukker
- 1 (3-tommers) stripe med appelsinskall
- Saft av 1 appelsin
- 1 kanelstang
- 2 hele nellik
- 4 faste, modne pærer, skrellet, stilkene forble intakte og bunnen jevnet slik at pærene står opp

Veibeskrivelse

a) I en stor kjele, kok opp vin, sukker, appelsinskall, appelsinjuice, kanelstang og nellik over middels høy varme. Reduser varmen til middels lav og la det småkoke uten lokk i ca 5 minutter.

b) Tilsett pærene i væsken, dekk til og kok, snu pærene av og til, i ca 20 minutter, til pærene er møre, men ikke myke. Overfør pærene til et fat eller en stor bolle.

c) Hev varmen til middels høy og kok væskene under omrøring i ca 15 minutter til blandingen begynner å tykne og bli sirupsaktig.

d) Fjern appelsinskallet, kanelstangen og nellikene.

e) Hell sausen over pærene og avkjøl i 2 timer eller mer før servering.

27. Peach-Blueberry Crisp

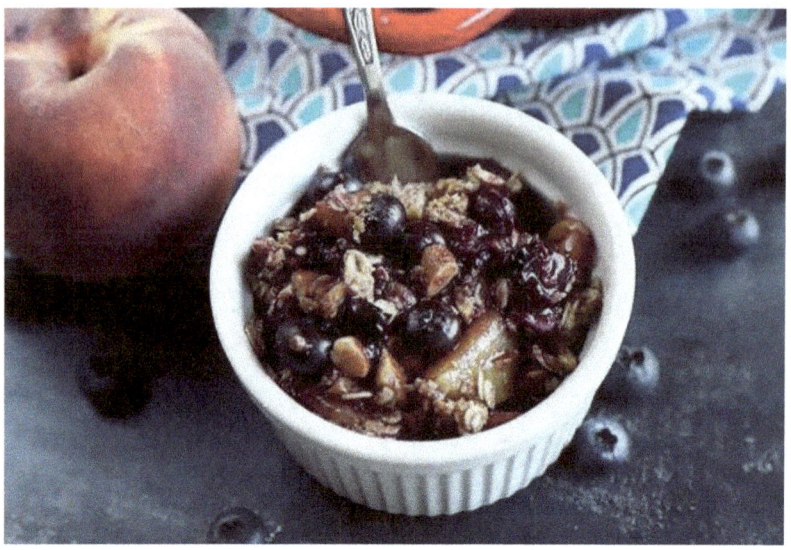

SERVER 4

Ingredienser
For fyllet:
- Matlagingsspray
- 2 kopper skiver fersken
- 1 kopp friske blåbær
- 2 ss granulert sukker
- 2 ss universalmel
- 2 ss fersk sitronsaft

For toppingen:
- ¾ kopp gammeldags havregryn
- ¼ kopp universalmel
- 3 ss usøtede kokosflak
- 2 ss kokosolje
- ¼ kopp pakket brunt sukker

Veibeskrivelse

a) I en stor bolle blander du sammen fersken og blåbær. Tilsett sukker, mel og sitronsaft og bland sammen. Hell blandingen inn i de tilberedte ramekins, del den likt.

b) Kombiner havre, mel, kokosflak, kokosolje og brunt sukker i en foodprosessor. Puls til blandingen er godt blandet.

c) Hell blandingen over frukten i ramekins, del den likt og pass på å dekke frukten helt.

d) Legg bakeplaten med de fylte ramekinene på i ovnen og stek i ca 1 time, til toppen er pent brun og fyllet er veldig varmt og boblende.

e) Server varm, toppet med en skje vaniljeis eller frossen yoghurt, om ønskelig.

28. Sitronmarengs-lagkake

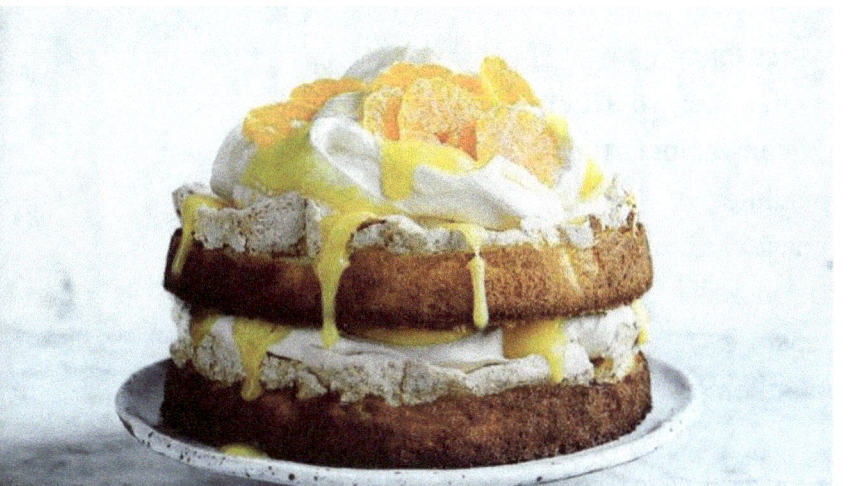

Ingredienser
Til kaken:
- Matlagingsspray
- All-purpose mel, til støvtørking
- 4 egg, i romtemperatur
- ⅔ kopp sukker
- 1 ts vaniljeekstrakt
- 1 ts sitronskall
- 3 ss rapsolje
- ¾ kopp kakemel

For fyllet:
- 1 boks fettfri søtet kondensert melk
- 1 ts sitronskall
- ⅓ kopp fersk sitronsaft

For toppingen:
- 2 eggehviter, i romtemperatur
- ¼ ts krem av tartar
- ¼ kopp sukker
- ¼ ts vaniljeekstrakt

Veibeskrivelse

a) Kombiner eggene og sukkeret i en stor bolle og pisk med en elektrisk mikser satt på middels høy hastighet til luftig og blekgul, 8 til 10 minutter. Tilsett vanilje og sitronskall.

b) Bruk en gummispatel og brett forsiktig inn oljen.

c) Rør inn melet til det er blandet inn.

d) Overfør røren til de tilberedte bakeformene, del den jevnt.

e) Stek kakene i 20 til 22 minutter, til en tannpirker som er satt inn i midten kommer ren ut.

f) Sett formene på en rist til avkjøling i 10 minutter, vend deretter kakene ut på rist og avkjøl helt.

29. Sjokoladekrempai

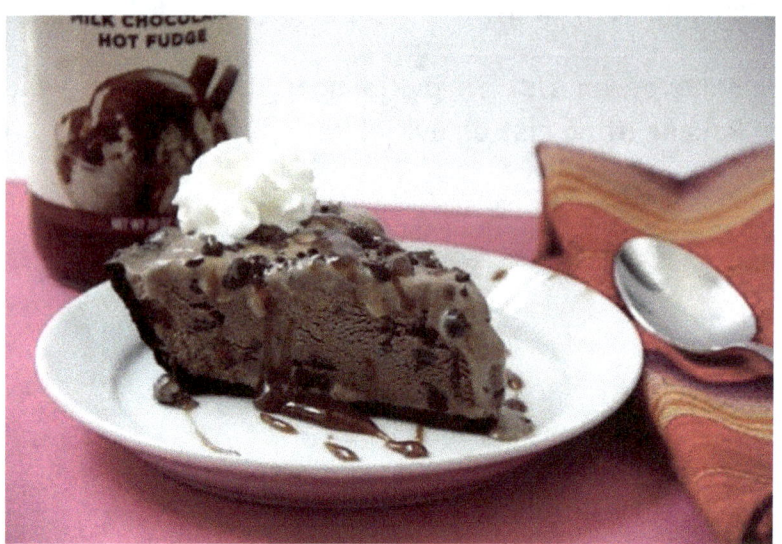

SERVER 8
Ingredienser
For skorpen:
- 1¼ kopper sjokoladekjeksmuler
- 3 ss usaltet smør, smeltet

For fyllet:
- ¾ kopp sukker
- ¼ kopp maisstivelse
- ¼ kopp usøtet kakaopulver
- 1¾ kopper lettmelk eller lett kokosmelk
- 1 egg
- 4 gram bittersøt sjokolade, finhakket
- Fettfri, ikke-meieriholdig pisket topping, til servering

Veibeskrivelse

a) I en stor kjele satt over middels varme, visp sammen sukker, maisstivelse og kakao. Tilsett melken og egget og fortsett å vispe til det er jevnt.

b) Kok under konstant omrøring til blandingen bobler og tykner, ca. 5 minutter.

c) Fjern blandingen fra varmen og tilsett sjokoladen, rør til den er helt smeltet og innlemmet.

d) Hell fyllet i den tilberedte skorpen, dekk til med plastfolie, press plasten på overflaten av fyllet, og avkjøl til det er stivnet, minst 4 timer.

e) Serveres kjølt, toppet med frukt eller pisket topping, om ønskelig.

30. Sjokoladeglaserte kokosbarer

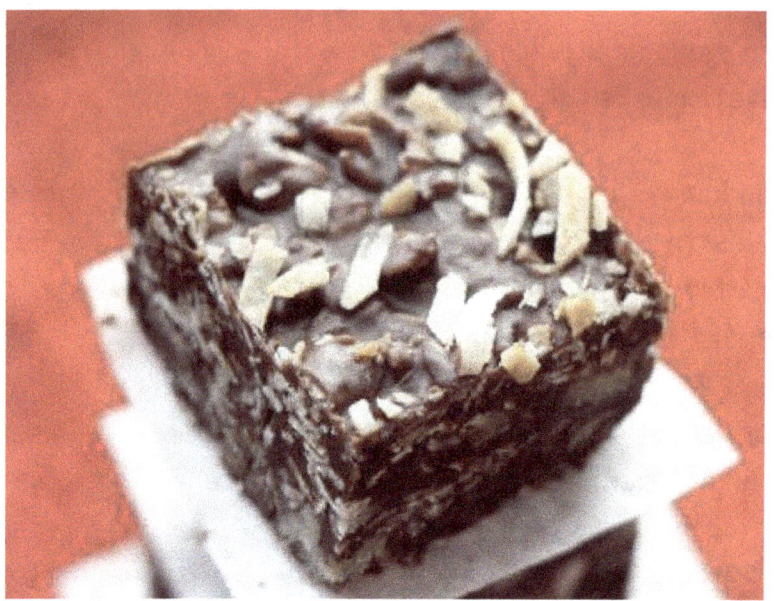

GJØR 8 STANGER

Ingredienser
For barene:
- 1½ kopper strimlet usøtet kokosnøtt
- ¼ kopp sukker
- 2 ss kokoskrem
- 2 ss kokosolje
- ½ ts vaniljeekstrakt

Til sjokoladeglasuren:
- 3 ss mini mørk sjokoladebiter
- ½ ss kokosolje

Veibeskrivelse

a) I en middels bolle, rør sammen strimlet kokos, sukker, kokoskrem, kokosnøttolje og vanilje til det er godt kombinert.

b) I et målebeger i glass med tut eller en liten bolle som tåler mikrobølgeovn, kombinerer du sjokoladebitene og kokosoljen. Varm sjokoladen og oljen i mikrobølgeovn på 50 prosent effekt i 30 sekunder av gangen til sjokoladebitene er halvveis smeltet.

c) Rør for å smelte dem helt og bland blandingen godt.

d) Ta barene ut av fryseren og kutt i 8 barer. Plasser barene på den tilberedte bakeplaten og drypp sjokoladeglasuren over toppen.

e) Legg bakeplaten i fryseren i ytterligere 5 minutter eller så, til sjokoladen har stivnet.

f) Server umiddelbart eller oppbevar barene i kjøleskapet i opptil 3 uker.

31. Kirsebær-mandelbiscotti

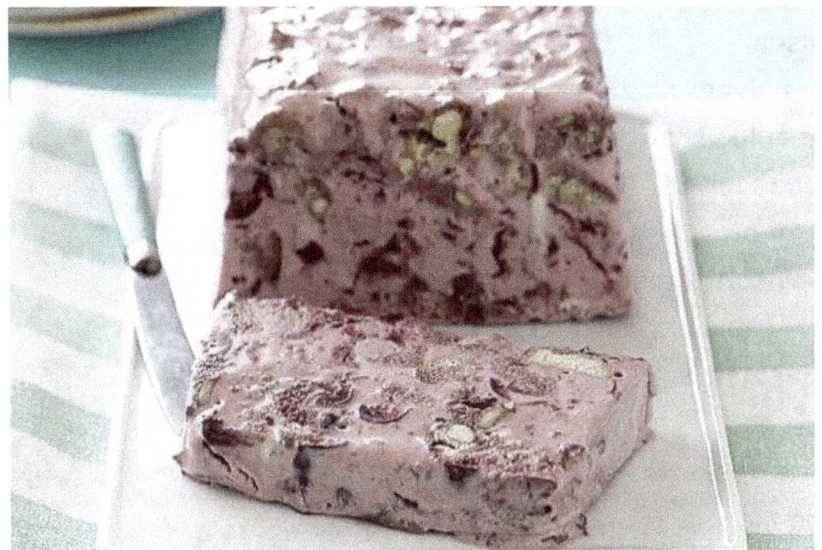

GJØR 18 BISCOTTI

Ingredienser
- 1 kopp universalmel
- 1 kopp fullkornshvetemel
- ½ ts bakepulver
- ½ ts natron
- ¼ kopp usaltet smør
- ½ kopp granulert sukker
- ¼ kopp brunt sukker
- 2 egg
- 1 ss vaniljeekstrakt
- 3 gram mandler
- 2 gram tørkede kirsebær, hakket

Veibeskrivelse

a) I en middels miksebolle, rør sammen mel, bakepulver og natron.

b) I en stor miksebolle, bruk en elektrisk mikser, pisk smøret og sukkeret sammen til det er kremaktig. Tilsett eggene, ett om gangen.

c) Tilsett vanilje og de tørre ingrediensene og pisk til det er godt blandet. Tilsett mandlene og de tørkede kirsebærene.

d) Del deigen i 2 like store deler. Form deigen til to 3 x 8-tommers brød på den tilberedte bakeplaten.

e) Stek brødene til de er gylne, 30 til 35 minutter.

f) Skjær brødene i 45 graders vinkel i 1-tommers brede skiver.

g) Legg skivene tilbake på bakeplaten, plasser dem på de ukuttede kantene. Stek biscottiene til de er veldig tørre og lett brune, ca 25 minutter.

32. Havregryn-sjokoladekaker

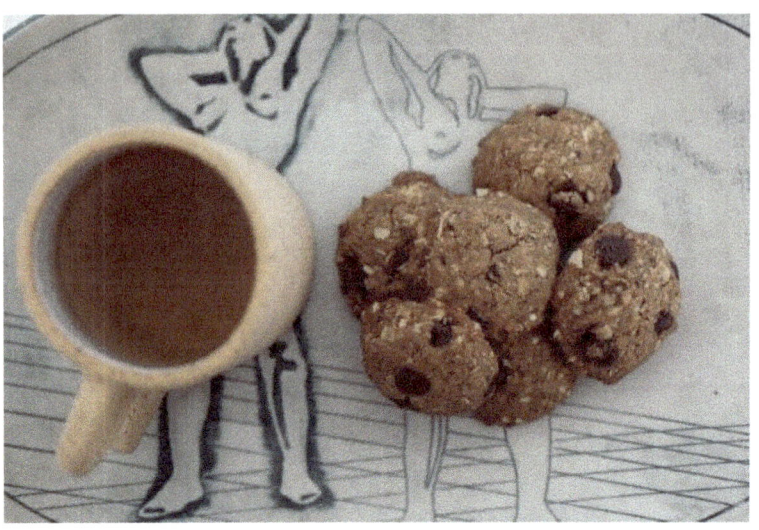

Ingredienser

- ½ kopp universalmel
- ½ kopp fullkornshvetemel
- ¾ kopp gammeldags hurtigkokt havregryn
- ½ ts bakepulver
- ⅓ teskje natron
- ¾ kopp lys brunt sukker
- ⅓ kopp rapsolje
- 1 egg
- 1 ts vaniljeekstrakt
- ⅓ kopp mørk sjokoladebiter

Veibeskrivelse

a) Forvarm ovnen til 350°F.

b) Kle en stor stekeplate med bakepapir.

c) I en middels miksebolle kombinerer du mel, havre, bakepulver og natron.

d) Bruk en elektrisk mikser, i en stor miksebolle, flø sammen sukker og olje.

e) Tilsett egg og vanilje og pisk for å kombinere.

f) Tilsett den tørre blandingen til den våte blandingen og pisk for å kombinere.

g) Brett inn sjokoladebitene.

h) Slipp kakedeigen på bakeplaten med avrundede spiseskjeer.

i) Stek kakene til de er gyldenbrune, ca 25 minutter. Overfør kakene til en rist for å avkjøles.

33. Maisbrødpai med lavt natriuminnhold

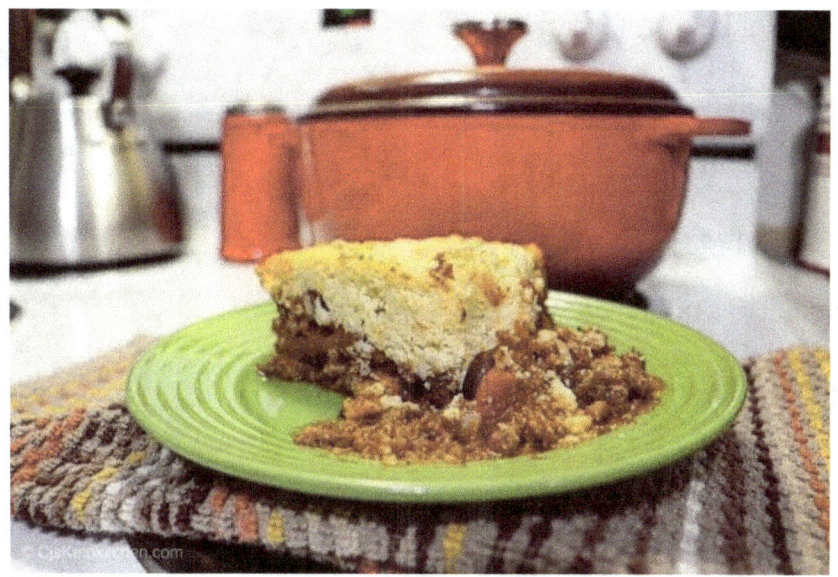

Ingrediens

- 1 pund Hakket biff, magert
- 1 hver Stor løk - hakket
- 1 hver Hånlig tomatsuppe
- Salt og ¾ teskje Svart pepper
- 1 spiseskje Chilipulver
- 12 unser Frosset kjernemais
- ½ kopp Grønn pepper - hakket
- ¾ kopp Maismel
- 1 spiseskje Sukker
- 1 spiseskje All-purpose mel
- 1½ teskje Bakepulver
- 2 eggehviter - godt pisket
- ½ kopp 2% melk
- 1 spiseskje Bacondrypp

Veibeskrivelse
a) Maisbrødpai: Kombiner i en stekepanne kjøttdeig og hakket løk.

b) Brun godt. Tilsett tomatsuppe, vann, pepper, chilipulver, mais og hakket grønn pepper. Bland godt og la småkoke i 15 minutter.

c) Vend inn i en smurt gryte. Topp med maisbrød (nedenfor) og stek i en moderat (350 ~ F) ovn i 20 minutter.

d) Maisbrødtopping: Sikt sammen maismel, sukker, mel og bakepulver. Tilsett godt sammenpisket egg, melk og spekeskinke. Vend på biffblandingen.

34. Sjokolade sufflékake

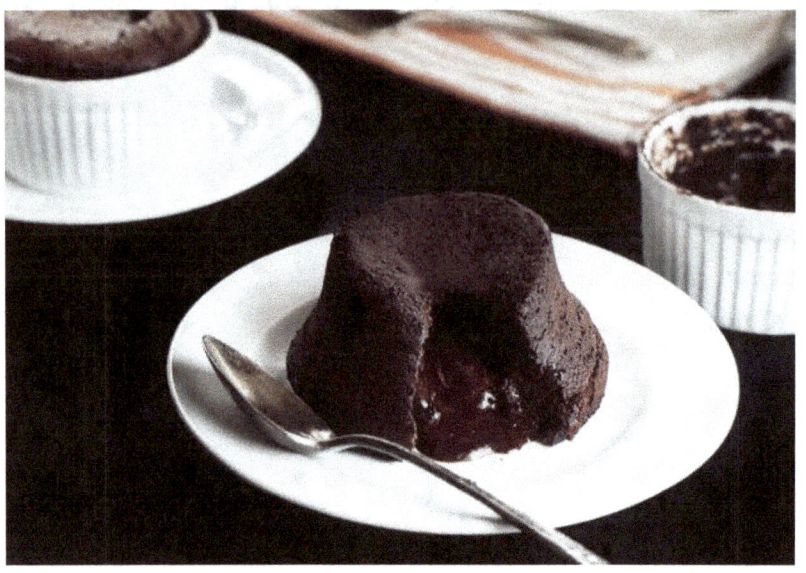

Utbytte: 8 porsjoner

Ingrediens

- Nonstick vegetabilsk olje
- Sprøyte
- 14 spiseskjeer Sukker
- ⅔ kopp Valnøtter -- ristet
- ½ kopp Usøtet kakaopulver
- 3 spiseskjeer Vegetabilsk olje
- 8 store Eggehviter
- 1 klype Salt
- Melis

Veibeskrivelse

a) Spred panne og papir med vegetabilsk oljespray. Dryss pannen med 2 ss sukker. Finmal nøtter med 2 ss sukker i prosessor. Overfør nøtteblandingen til en stor bolle. Bland inn 10 ss sukker og kakao, deretter olje.

b) Bruk en elektrisk mikser, pisk eggehviter og salt i en stor bolle til myke topper dannes. Brett hvitene inn i kakaoblandingen i 3 tilsetninger. Skje røren i forberedt panne; glatt topp.

c) Stek til kakepuffer og tester satt inn i midten kommer ut med fuktige smuler festet, ca. 30 minutter.

35. Shepherd's kalkunpai

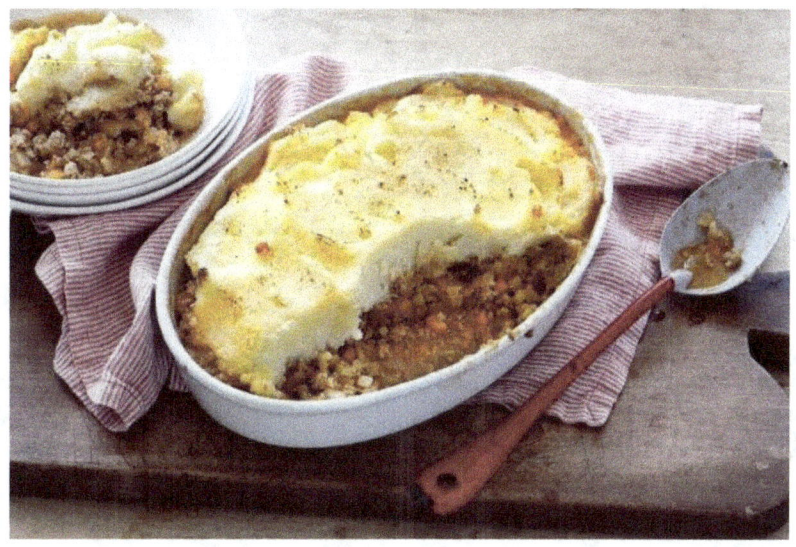

Utbytte: 6 porsjoner

Ingrediens

- 2 Løk, i skiver
- 2 spiseskjeer Vegetabilsk olje
- 4 kopper Kalkun / kylling, kokt, hakket
- ¼ kopp Fullkornsmel
- 2 kopper Kyllingkraft eller buljong
- 2 kopper Gulrøtter; skiver, dampet
- 2 kopper Tomat/hermetikk, skrelt, i terninger
- ½ teskje Tørket timian
- ½ teskje Tørket rosmarin
- 6 Poteter; kokt, moset

Veibeskrivelse

a) I en stor kjele, surr løkene i oljen i 5 minutter. Tilsett kalkunen (eller kyllingen). Dryss i mel, rør for å blande. Tilsett kyllingkraft, gulrøtter, tomater, timian og rosmarin.

b) Kok på middels varme til den tykner. Hell i en lett oljet 3-liters gryte. Fordel potetene over toppen. Stek i en 375 F ovn i 20 til 30 minutter, eller til de er brune.

36. Silkemyk kakaokrem

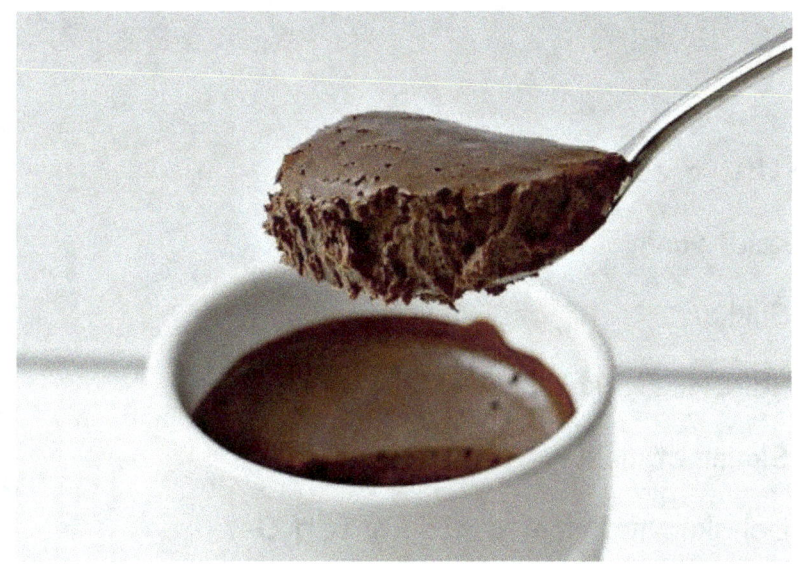

Utbytte: 8 porsjoner

Ingrediens

- 1 pakke Uflavored gelatin
- ¼ kopp Kaldt vann
- ½ kopp Sukker
- ⅓ kopp HERSHEY'S kakao
- ¾ kopp Skummet melk
- ½ kopp Del-skummet ricotta med lite fett Ost
- 1 teskje Vaniljeekstrakt
- ½ kopp laktosefri Pisket topping g
- Friske jordbær

Veibeskrivelse

a) I en liten bolle, dryss gelatin over vann; la stå i 2 minutter for å mykne. I en middels kjele, rør sammen sukker og kakao; rør inn melk. Kok over middels varme under konstant omrøring til blandingen er veldig varm. Tilsett gelatinblanding; rør til gelatinen er helt oppløst; hell blandingen i middels bolle.

b) Bland ricottaost og vanilje i en blender eller foodprosessorbolle til en jevn masse; rør inn i pisket topping.

c) Brett gradvis inn i kakaoblandingen; hell umiddelbart i 2-koppers form. Avkjøl til den er stiv, ca 2-3 timer. Form ut på serveringsfat. Server gjerne med jordbær.

37. Søtpoteter og epler

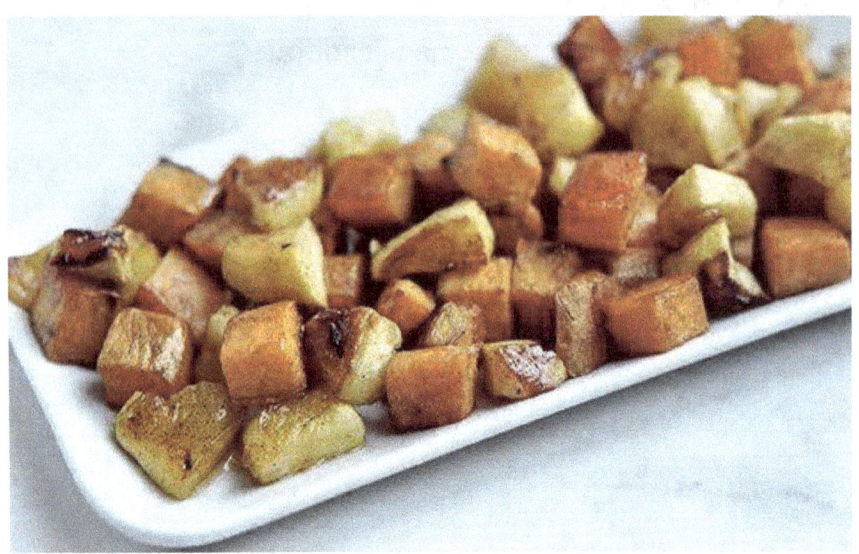

Utbytte: 4 porsjoner

Ingrediens

- 12 unser Kokte søtpoteter,
- Skrelt -- skåret på langs
- I tynne skiver
- 2 små Søte epler, skrelt, halvert
- Skjær i tynne
- Skiver
- ¼ kopp Frossen appelsinjuice
- Konsentrat -- tint
- ¼ kopp Vann
- 6 teskjeer Sukker
- ⅛ teskje Malt ingefær
- ¼ teskje Malt kanel
- ⅛ teskje Malt muskatnøtt
- 1 spiseskje Plus
- 1 teskje Margarin

Veibeskrivelse

a) Forvarm ovnen til 350 grader. Anrett alternative skiver av søtpotet og eple i en bakebolle som har blitt sprayet med en nonstick-spray.

b) Bland sammen appelsinjuice, vann, sukker og krydder. Hell blandingen jevnt over poteter og epler. Prikk med margarin, og stek uten lokk i 1 time.

38. Bakeblanding, lite natrium

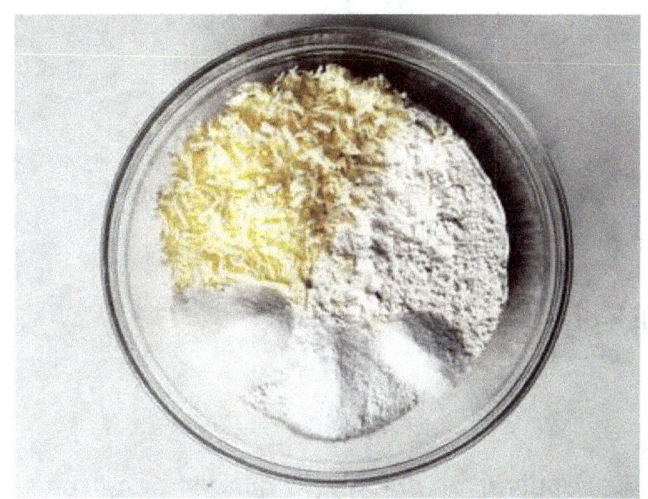

Utbytte: 12 porsjoner

Ingrediens

- 9 kopper mel
- $\frac{1}{4}$ kopp sukker
- $\frac{1}{2}$ kopp bakepulver med lavt natriuminnhold
- $1\frac{1}{4}$ kopp vegetabilsk olje

Veibeskrivelse

a) Sikt sammen mel, bakepulver og sukker to ganger i en stor bolle.

b) Tilsett olje sakte ved hjelp av en konditormikser til blandingen har en tekstur av grovt maismel. Oppbevares i en tett dekket beholder ved romtemperatur eller i kjøleskap.

c) Blandingen holder seg to måneder i romtemperatur, lenger i kjøleskapet.

d) Hell blandingen lett i en kopp og jevn med en kniv eller slikkepott.

HOVEDRETTER

39. Kyllingsuppe med lite natrium

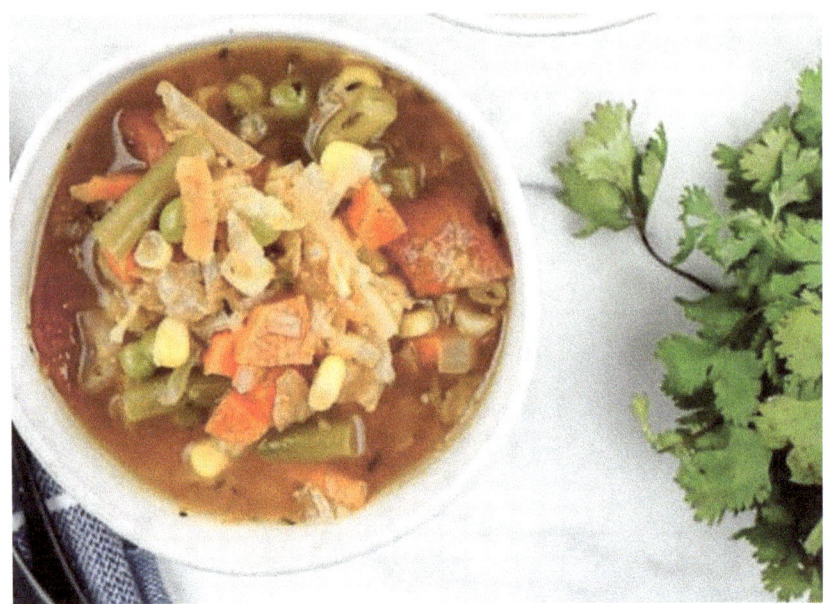

Utbytte: 8 porsjoner

Ingredienser
- 3 pund Steking av kylling
- ½ kopp Tørr sherry
- ½ kopp Hakket grønn løk
- 2 kopper Hakkede tomater
- 1 kopp Maiskjerner
- ½ kopp Kuttede søtpoteter
- ½ kopp Skallede erter
- 2 spiseskjeer Finhakket fersk gressløk
- 1 teskje Finhakket fersk basilikum
- ½ teskje Finhakket fersk estragon
- 6 kopper Avfettet kyllingkraft

Veibeskrivelse

a) I en stor gryte eller nederlandsk ovn over middels høy varme, stek kyllingbitene i sherry ved å sautere raskt på begge sider til de er brune (ca. 10 minutter). Ta ut av kjelen og sett til side.

b) Tilsett grønn løk, tomater, mais og søtpoteter, og surr i 5 minutter i kokevæske som er igjen i gryten. Hvis kjelen blir tørr, tilsett en liten mengde vann.

c) Tilsett erter, gressløk, basilikum, estragon og chili og kok i 5 minutter. Tilsett kraft, vannet og kyllingbitene. Kok opp, senk deretter varmen til middels, dekk til kjelen og kok i 45 minutter.

40. Pannestekt kyllingbryst

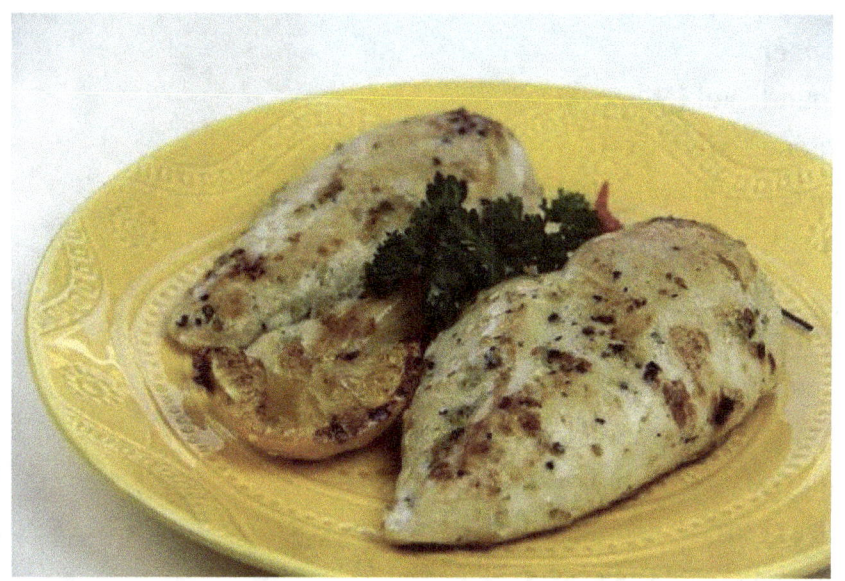

SERVER 4

Ingredienser

- 1 (4 pund) hel kylling
- 2 sitroner, delt i to
- 6 store hvitløksfedd
- 1 ss usaltet smør r
- 4 ss dijonsennep
- 1 ss finhakket fersk timian
- ½ ts nykvernet pepper
- ¾ kopp lavnatrium kyllingbuljong
- ½ kopp tørr hvitvin
- 3 ss fettfattig rømme
- 1 ss finhakket fersk gressløk

Veibeskrivelse

a) Legg kyllingen i en stor ovnssikker panne, for eksempel en støpejernsgryte. Plasser sitroner og hvitløk inne i hulrommet på kyllingen. Gni smøret under huden på brystene. Kle utsiden av kyllingen med 2 ss sennep. Dryss kyllingen med timian og pepper.

b) Stek kyllingen i ovnen i 50 til 60 minutter ,

c) Sett gryten på komfyren over middels høy varme. Knus hvitløksfeddene med siden av en kniv og legg dem til dryppene i gryten. Tilsett buljong og vin og kok, rør og skrap opp eventuelle brune biter, i 3 minutter.

d) Rør inn rømme og kok i ca 1 minutt, til den tykner litt. Rør inn de resterende 2 ss sennep og gressløken.

41. Braisert kylling med tomatsaus

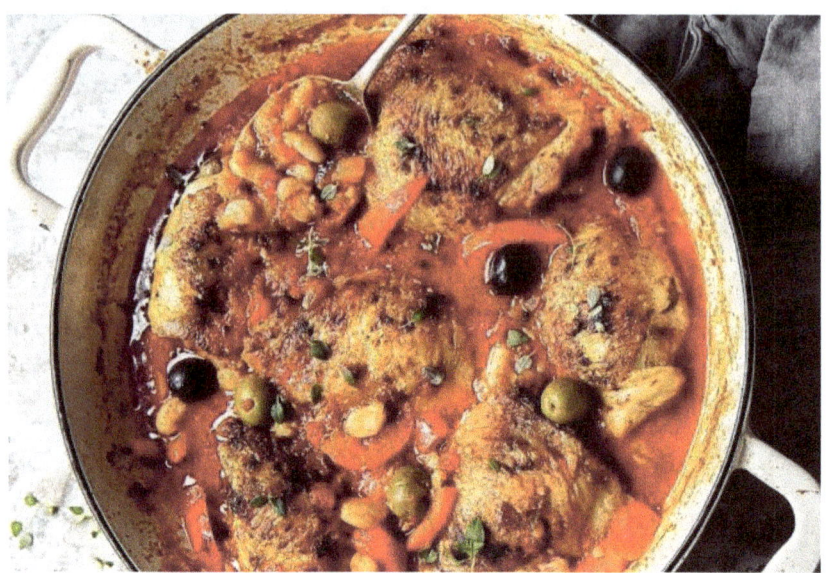

SERVER 6

Ingredienser

- 2 ss olivenolje
- 6 kyllinglår uten skinn
- ½ ts nykvernet pepper
- 1 middels løk, i terninger
- 3 fedd hvitløk, finhakket
- ¼ kopp tørr hvitvin
- 2 kopper lavnatrium kyllingbuljong
- 2 ss kapers, avrent
- ¼ kopp oppskåret pitted spekede grønne oliven
- 1 ss hakket fersk oregano
- 1 boks hakkede tomater uten salt, med juice
- 2 ss hakket fersk flatbladpersille

Veibeskrivelse

a) Varm oljen i en stor stekepanne over middels høy varme. Dryss kyllingen med pepper, legg den i pannen og stek, snu en gang, til den er brun på begge sider, ca. 4 minutter totalt (stek kyllingen i partier om nødvendig for å unngå overbefolkning av pannen). Overfør kyllingen til en tallerken.

b) Reduser varmen til middels. Tilsett løk og hvitløk i pannen og stek, rør ofte, til løken er myk, ca 4 minutter.

c) Rør inn vinen og la det småkoke, rør og skrap opp eventuelle brunede biter fra bunnen av pannen, i omtrent 3 minutter, til væsken er redusert til omtrent det halve. Tilsett buljong, kapers, oliven, oregano og tomater med saften.

d) Reduser varmen til middels lav, ha kyllinglårene tilbake i pannen og dekk dem med sausen. La det småkoke uten lokk i ca 20 minutter til kyllingen er ferdigstekt.

e) Server kyllingen med sausen skjeen over, pyntet med persillen.

42. Kinesisk kylling og grønnsakstus

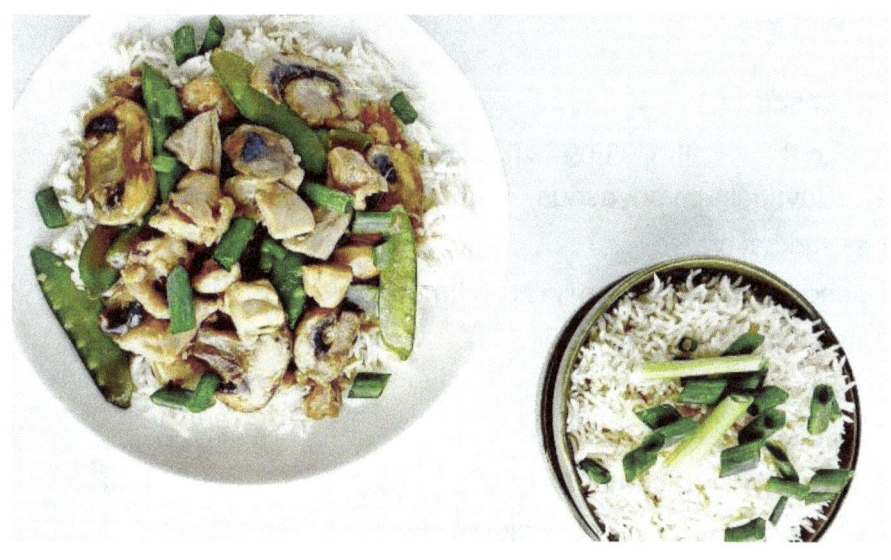

SERVER 6

Ingredienser
- 3 ss kinesisk matlagingsvin
- 4 ss lavnatrium soyasaus
- 1 ss maisstivelse
- 1 pund skinnfritt, benfritt kyllingbryst
- 5 ss vann
- 2 ss honning
- 2 ss ukrydret riseddik
- 2 fedd hvitløk, finhakket
- 1 ss skrelt finhakket fersk ingefær
- 1 ss vegetabilsk olje
- 2 kopper brokkolibuketter, finhakket
- 1 middels løk, i terninger
- 2 mellomstore gulrøtter, skrelt og i terninger
- 5 kopper grønnkål, strimlet
- 2 kopper snøerter
- 3 grønne løk, i tynne skiver, til pynt

Veibeskrivelse

a) I en middels bolle, visp sammen vin, 2 ss soyasaus og maisstivelse for å lage marinaden. Tilsett kyllingen og rør til belegg.

b) I en liten bolle kombinerer du de resterende 2 ss soyasaus, 3 ss av vannet, honning, eddik, hvitløk og ingefær.

c) Varm oljen i en stor stekepanne eller wok over middels høy varme. Tilsett brokkoli, løk, gulrøtter og de resterende 2 ss vann. Tilsett kål og snøerter og stek videre i 2 minutter.

d) Tilsett kyllingen i pannen sammen med marinaden og stek, rør av og til, til den er gjennomstekt, ca 3 minutter.

e) Tilsett sausblandingen og ha grønnsakene tilbake i pannen

43. Ovnsstekt kjernemelkkylling

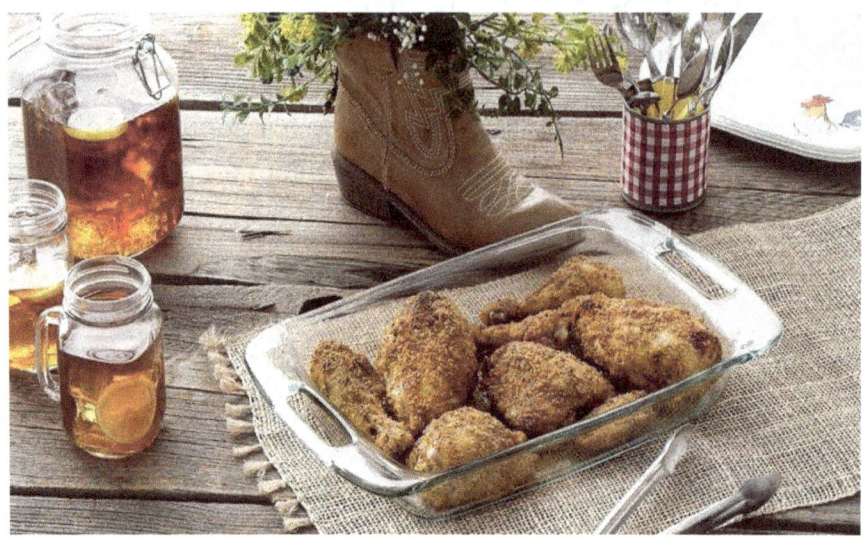

SERVER 6

Ingredienser

- ⅔ kopp fettfattig kjernemelk
- 1 ts paprika
- ½ ts kajennepepper
- ½ ts hvitløkspulver
- ½ ts løkpulver
- ½ ts nykvernet pepper
- 1 (3½ pund) hel kylling, kuttet i 8 stykker (bryst, lår, ben og vinge)
- ½ kopp universalmel
- 4 kopper cornflakes, knust

Veibeskrivelse

a) I en stor bolle kombinerer du kjernemelk, paprika, cayenne, hvitløkspulver, løkpulver og pepper. Tilsett kyllingen og vend til pels. Dekk til og avkjøl kyllingen i minst 1 time, gjerne over natten.

b) Forvarm ovnen til 425°F.

c) Legg en rist på en stor stekeplate.

d) Ha melet og de knuste cornflakes i separate grunne boller.

e) Fjern kyllingen fra kjernemelkblandingen, la det overflødige renne tilbake i bollen. Vred kyllingen i melet. Dypp den melete kyllingen tilbake i kjernemelkblandingen og deretter inn i cornflakes, rull for å belegge kyllingen helt.

f) Legg kyllingen på rist og stek i ovnen til den er pent brun og gjennomstekt, ca 30 minutter. Serveres varm.

44. Greske kalkunburgere med feta

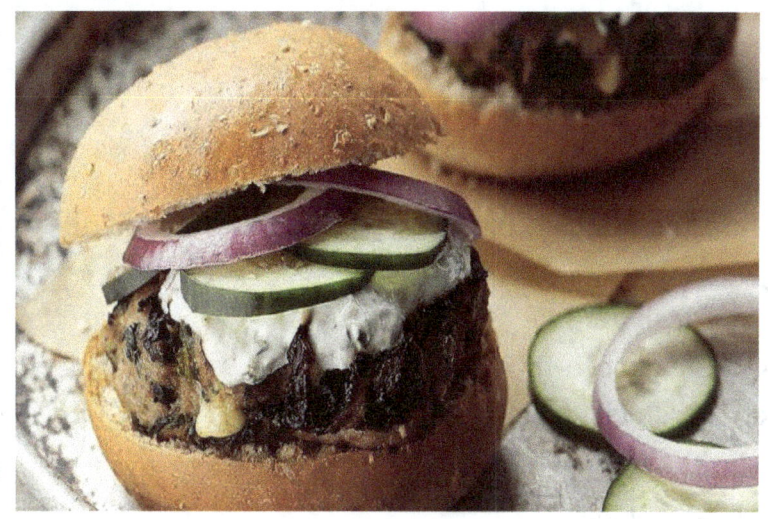

SERVER 4

Ingredienser
- 1¼ pund mager malt kalkun
- 1 egg, pisket
- ½ middels rødløk, finhakket, pluss 4 tynne skiver rødløk, til servering
- 2 ss hakket fersk persille
- 2 ss hakkede Kalamata-oliven
- 2 ts hakket fersk oregano
- 1 fedd hvitløk, finhakket
- ½ ts nykvernet pepper
- 4 helhvete hamburgerboller, ristet
- 4 håndfuller babyspinatblader
- 1 stor tomat, i skiver

Veibeskrivelse

a) I en stor miksebolle kombinerer du kalkun, egg, hakket løk, persille, oliven, oregano, hvitløk og pepper og bland godt. Form blandingen til 4 like store bøffer, omtrent ½ tomme tykke.

b) Varm en grill eller grill til middels høy varme, eller varm en nonstick-gryte over middels høy varme. Stek burgerne i ca 4 minutter på hver side, til de er gjennomstekt og brunet på utsiden.

c) Server burgerne inne i bollen med spinat, tomat og en skive rødløk. Tilby krydder som majones, ketchup eller sennep, etter ønske.

45. Stekte kalkunkoteletter

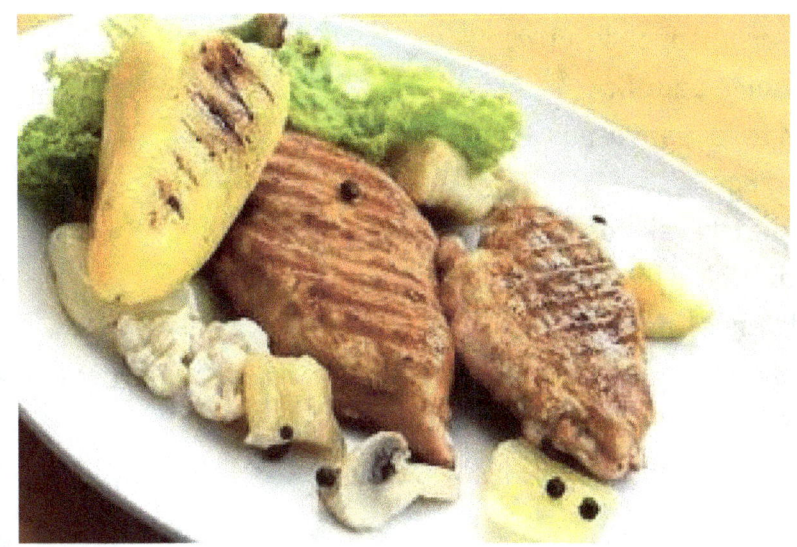

SERVER 4

Ingredienser
- ¼ kopp fersk appelsinjuice
- 2 ss balsamicoeddik
- 1 ss lavnatrium soyasaus
- 1 ss honning
- 2 ts hakket fersk rosmarin
- 1 fedd hvitløk, finhakket
- ½ ts nykvernet pepper
- 1-kilos skinnfrie kalkunbrystkoteletter, kuttet omtrent ½ tomme tykke
- Matlagingsspray

Veibeskrivelse

a) I en middels bolle, kombiner appelsinjuice, eddik, soyasaus, honning, rosmarin, hvitløk og pepper og bland godt.

b) Tilsett kotelettene i bollen og vend til belegg. La stå i 15 minutter.

c) Spray en nonstick-gryte med matlagingsspray og varm den over middels varme. Fjern kotelettene fra marinaden, behold marinaden, og stek, snu en gang, til de er brune på begge sider og gjennomstekt, 8 til 10 minutter. Ha kotelettene over på en tallerken og hold dem varme.

d) Tilsett den reserverte marinaden i pannen og kok opp. La det småkoke, rør ofte, til sausen er redusert til en tykk glasur, 5 til 7 minutter.

e) Server kotelettene dryppet med sausen.

46. Stekt Indrefilet av svin

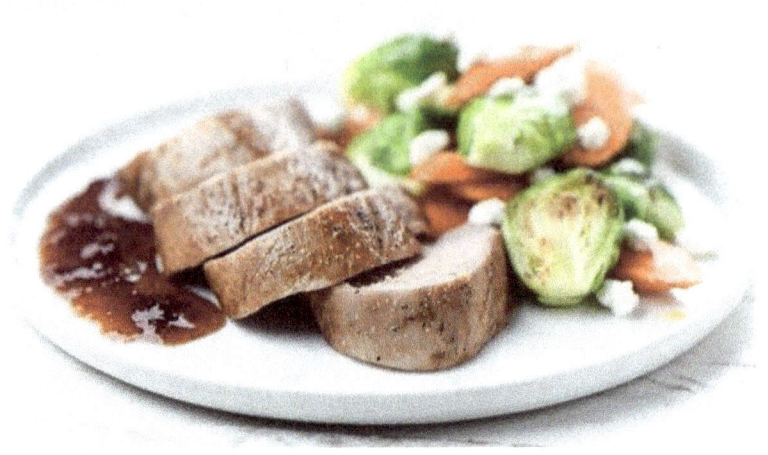

SERVER 4

Ingredienser
- 1 (1 pund) indrefilet av svin
- 1 ss herbes de Provence
- ½ ts nykvernet pepper
- ⅓ kopp fikensyltetøy
- ⅓ kopp honning
- 2 ss lavnatrium soyasaus
- 1 ss riseddik

Veibeskrivelse

a) Krydre indrefileten med herbes de Provence og pepper.

b) Kombiner syltetøy, honning, soyasaus og eddik i en liten kjele på middels varme. La det småkoke, og fjern det deretter fra varmen.

c) Ha halvparten av glasuren over i en liten bolle og sett til side. Bruk den resterende glasuren til å marinere kjøttet, enten i en bolle eller en stor, lukkbar plastpose i kjøleskapet i 1 time.

d) Forvarm ovnen til 425°F.

e) Fjern indrefileten fra marinaden, kast marinaden, og legg indrefileten på en rist eller i en stekepanne. Stek i ovnen i ca. 15 minutter, eller til den når en innvendig temperatur på 145°F på et øyeblikkelig avlest termometer.

f) Ha kjøttet over på et skjærebrett, tel løst med folie og la det stå i 10 minutter.

g) I mellomtiden, la den resterende glasuren småkoke i en liten kjele på middels høy varme. Reduser varmen til middels lav og la det småkoke til glasuren tykner, 5 til 10 minutter.

47. Svinekoteletter med pepperkornsaus

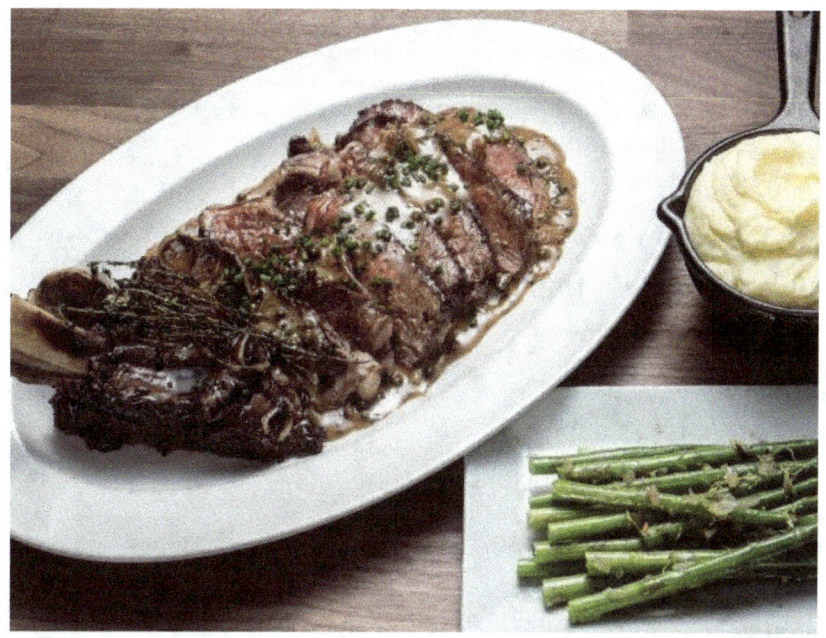

SERVER 4

Ingredienser
- 4 benfrie pinnekjøtt
- ½ ts nykvernet pepper
- 3 ss universalmel
- 2 ss ekstra virgin olivenolje
- 1 middels sjalottløk, finhakket
- 1 hvitløksfedd, knust
- ½ kopp konjakk
- ¼ kopp fettfattig rømme
- 2 ss lavnatrium kyllingbuljong
- 2 ss grønne pepperkorn i saltlake

Veibeskrivelse

a) Dryss pinnekjøttet på begge sider med pepper og dregg dem deretter inn i melet.

b) Varm oljen i en stor stekepanne over middels høy varme. Tilsett svinekotelettene og stek, snu en gang, til de er brune og gjennomstekt, ca 3 minutter på hver side (du må kanskje steke kotelettene i 2 omganger for å unngå å tette pannen). Legg de kokte kotelettene på en tallerken og tel løst med aluminiumsfolie.

c) Reduser varmen til middels lav, tilsett sjalottløk og hvitløk i pannen, og stek, rør ofte, til sjalottløken er myk, ca. 3 minutter.

d) Tilsett konjakken i pannen og kok, rør ofte, i 2 minutter, til det meste av konjakken fordamper.

e) Rør inn rømme, buljong og pepperkorn. La det småkoke under omrøring til sausen tykner og er godt blandet.

48. Kinesisk opprørt svinekjøtt

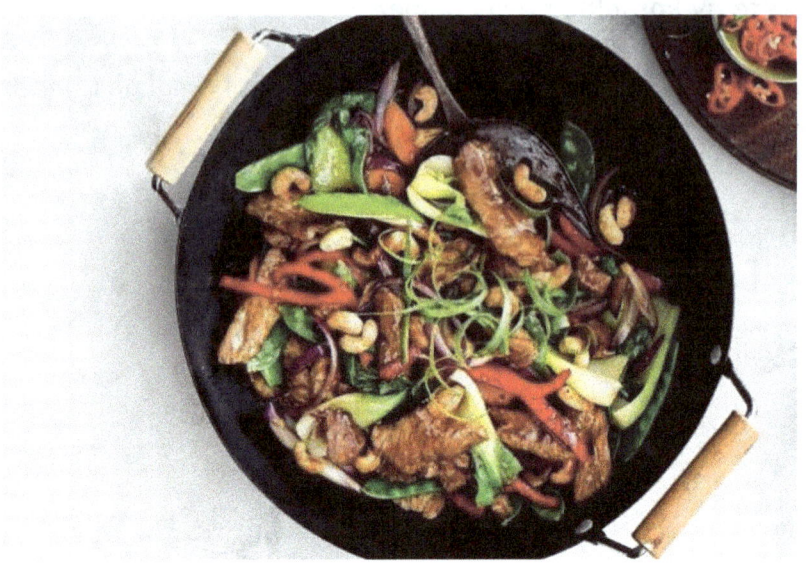

SERVER 4

Ingredienser
- 2 ts rapsolje
- 1 ts asiatisk sesamolje
- 1 (1 pund) indrefilet av svin, kuttet i 1 x 2-tommers strimler
- 2 fedd hvitløk, finhakket
- 1 ts finhakket skrellet fersk ingefær
- 1 ts chilipasta
- 1 rød paprika, frøsådd og kuttet i strimler
- ¼ kopp lavnatrium kyllingbuljong
- 1½ ss lavnatrium soyasaus
- 1 ss helt naturlig peanøttsmør uten salt
- 4 grønne løk, i tynne skiver

Veibeskrivelse

a) Varm oljene i en stor nonstick-gryte over middels høy varme. Tilsett svinekjøtt, hvitløk, ingefær og chilipasta og kok, rør ofte, i ca. 2 minutter.

b) Tilsett paprikaen og kok under omrøring til paprikaen begynner å bli myk, ca 2 minutter til.

c) Rør inn buljong, soyasaus og peanøttsmør og kok opp. Reduser varmen til lav og kok under omrøring, bare til sausen begynner å tykne, ca. 1 minutt til.

d) Rør inn grønnløken og server umiddelbart.

49. Pan-Seared svinekjøtt medaljonger

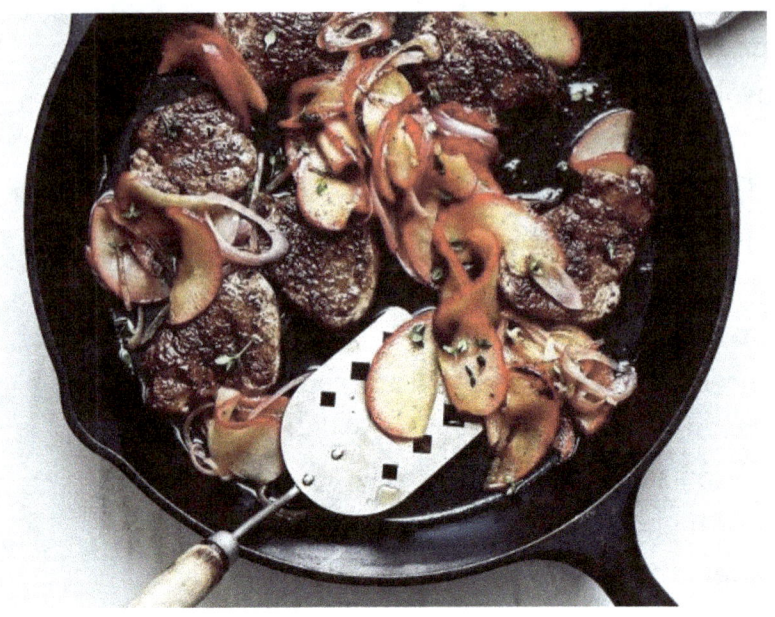

SERVER 4

Ingredienser

- 2 ss olivenolje
- 4 benfrie senterskårne svinekjøttmedaljonger
- ½ ts nykvernet pepper
- 2 mellomstore sjalottløk, i skiver
- 2 ss eplecidereddik
- 1 ss usaltet smør
- 1 middels eple
- 2 ss friske salvieblader i tynne skiver
- ½ kopp lavnatrium kyllingbuljong
- 1 ss fullkornssennep

Veibeskrivelse

a) Varm oljen i en stor nonstick-gryte over middels høy varme. Dryss svinemedaljongene på begge sider med pepper.

b) Stek medaljongene i den varme pannen, snu en gang til de er brune og gjennomstekt, ca 4 minutter på hver side. Ha medaljongene over på en tallerken og tel dem løst med aluminiumsfolie.

c) Reduser varmen til middels, tilsett sjalottløken i pannen, dekk til og stek til sjalottløken er myk, ca. 5 minutter.

d) Tilsett eddik og deglaser pannen, rør for å skrape opp de brunede bitene fra bunnen. Ha sjalottløken over i en liten bolle.

e) Øk varmen til middels høy og tilsett smør, epleskiver og salvie. Kok, rør ofte, til eplene blir gyldenbrune, 3 til 4 minutter.

f) Tilsett buljong og sennep og rør så det blandes godt. La småkoke til eplene er ganske myke, ca 2 minutter til.

g) Ha sjalottløken tilbake i pannen og la det småkoke til sausen tykner, ca 2 minutter.

50. Grillet biff taco med fersk salsa

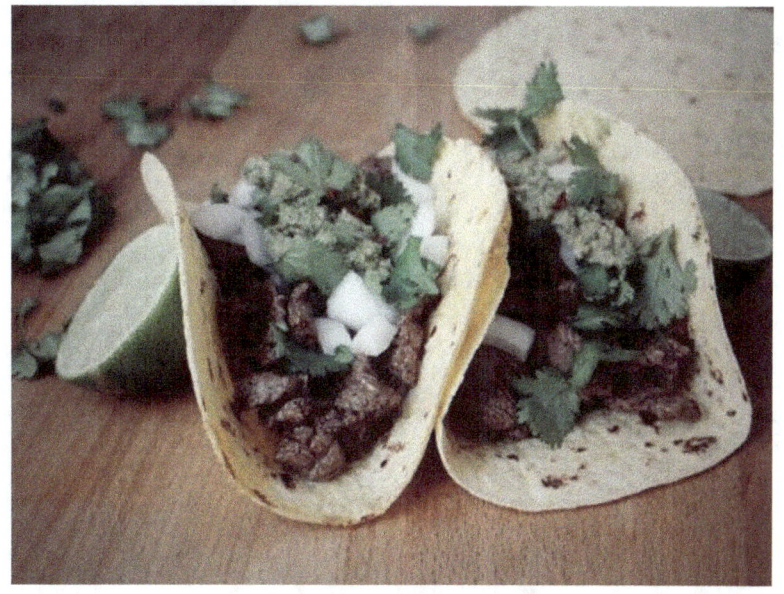

SERVER 4

Ingredienser
Til biffen:
- 1 ss chilipulver
- 1 ts brunt sukker
- 1 ts malt spisskummen
- 1 ts tørket oregano
- ½ ts nykvernet pepper
- ⅛ teskje malt kanel
- 1 (1 pund) flankestek, trimmet
- Salsa
- Taco

Veibeskrivelse

a) Forvarm en grill eller grill til middels høy varme.

b) Kombiner chilipulver, sukker, spisskummen, oregano, pepper og kanel i en bolle. Gni krydderblandingen over biffen.

c) Grill biffen ved å snu en gang til ønsket stekegrad er oppnådd, ca 8 minutter per side for medium rare.

d) Ha biffen over på et skjærebrett, tel den løst med folie og la den hvile i 10 minutter.

51. Grillet kveite med mango salsa

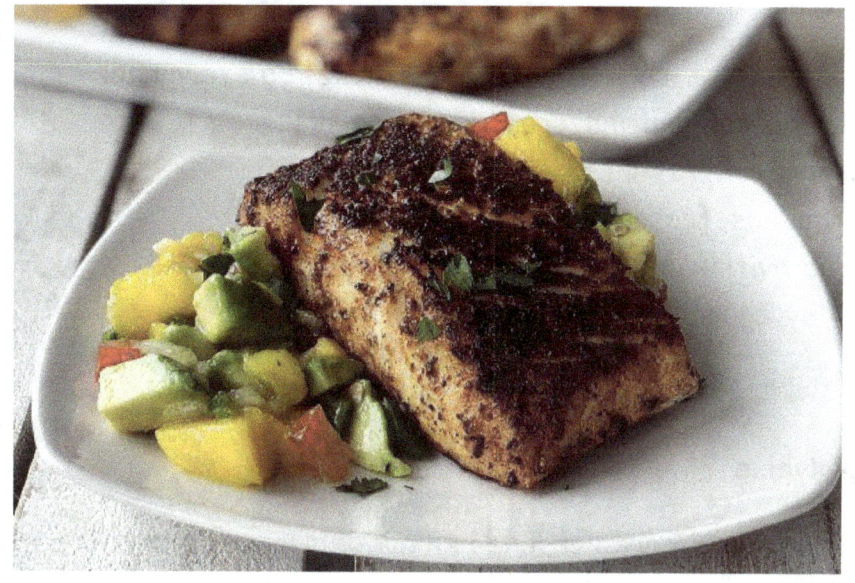

SERVER 4

Ingredienser
- 2 mellomstore mangoer, uthulet, skrellet og i terninger
- 1 middels rød paprika, frøsådd og i terninger
- 2 grønne løk, i tynne skiver
- 2 jalapeños, frøsådd og i terninger
- 1 fedd hvitløk, finhakket
- Saft av 2 lime
- 1 ss hakket fersk oregano

Veibeskrivelse

a) Kombiner alle ingrediensene i en middels miksebolle.

b) Rør godt om.

52. Stekt laks med korianderpesto

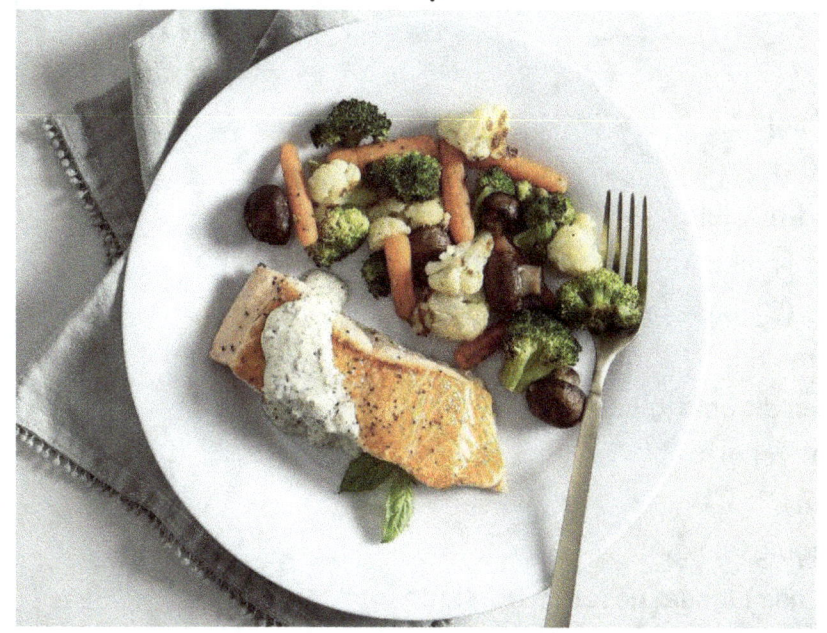

SERVER 4

Ingredienser
Til pestoen:
- 2 fedd hvitløk
- 1 kopp friske korianderblader
- ⅓ kopp (1½ unse) revet parmesanost
- 1 ts limeskall
- 2 ss fersk limejuice
- 2 ss olivenolje

For fisken:
a) Matlagingsspray
b) 4 (6-unse) laksefileter, med skinn
c) ¼ ts nykvernet pepper

Veibeskrivelse
Slik lager du pestoen:

a) Ha hvitløken i en foodprosessor og kjør den til finhakk. Tilsett koriander, ost, limeskall og limejuice og puls til det er finhakket.

b) Med prosessoren i gang, ringle i oljen til den er godt blandet.

Slik lager du fisken:

c) Dekk en nonstick-gryte med matlagingsspray og varm den over middels høy varme. Dryss laksen med pepper og legg den i pannen med skinnsiden ned. Kok laksen til skinnet begynner å bli brunt, 5 til 6 minutter.

d) Snu fisken og stek den andre siden til fisken er gjennomstekt og flaker seg lett med en gaffel, ca 6 minutter til.

e) Server umiddelbart med en klatt pesto på toppen.

53. Pecan-Crusted honning-Dijon laks

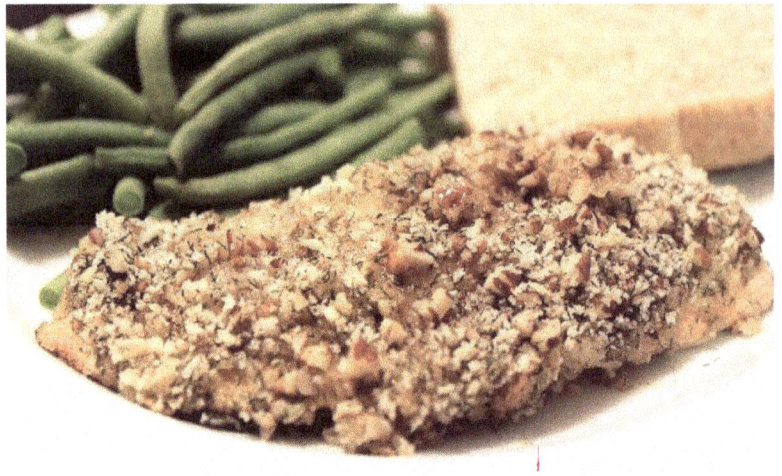

SERVER 6

Ingredienser

- Matlagingsspray
- 3 ss dijonsennep
- 1 ss olivenolje
- 1 ss honning
- ½ kopp finhakkede pekannøtter
- ½ kopp ferske brødsmuler
- 6 (4-unse) laksefileter
- 1 ss finhakket fersk persille, til pynt

Veibeskrivelse

a) Forvarm ovnen til 400°F.

b) Spray en stor ildfast form lett med kokespray.

c) Kombiner sennep, olje og honning i en liten bolle.

d) Kombiner pekannøtter og brødsmuler i en egen liten bolle.

e) Legg filetene på en stor stekeplate. Pensle filetene først med honning-sennepblandingen, og topp dem deretter med pecanblandingen, del den likt.

f) Stek laksen i ovnen til den er gjennomstekt og flaker seg lett med en gaffel, ca 15 minutter.

g) Server umiddelbart, pyntet med persillen.

54. Stekt ørret med cherrytomater

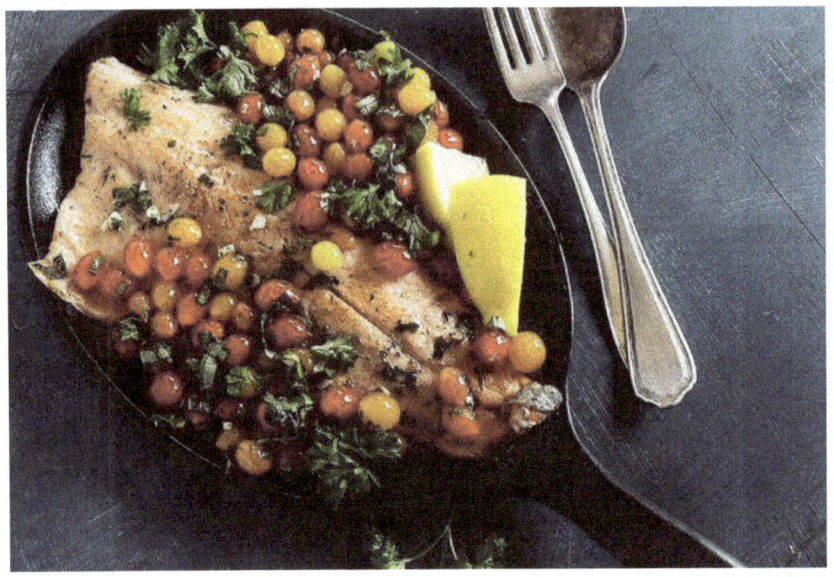

SERVER 4

Ingredienser
- 2 skiver bacon
- 1-liter cherrytomater, halvert
- 1 fedd hvitløk, finhakket
- 1 ts nykvernet pepper
- 1 ss finhakket fersk timian
- Matlagingsspray
- 4 (6-unse) ørretfileter
- 4 sitronbåter, til pynt

Veibeskrivelse

a) Varm en middels stekepanne over middels høy varme. Tilsett baconet og stek, snu en gang, til det er sprøtt, 5 til 7 minutter. Overfør baconet til en tallerken med papirhåndkle for å renne av, og smuldre det deretter. Hell av alt bortsett fra ca 1 ss baconfett fra pannen.

b) Tilsett tomater, hvitløk og $\frac{1}{2}$ ts av pepperen i pannen og stek under omrøring til tomatene så vidt begynner å brytes ned, ca. 3 minutter. Ta kjelen av varmen, og rør inn smuldret bacon og timian.

c) Spray en stor nonstick-gryte med matlagingsspray og varm den over middels høy varme. Dryss den resterende $\frac{1}{2}$ ts pepper over fisken og tilsett den i pannen (det kan hende du må tilberede fisken i to omganger for å unngå å overbefolke pannen). Stek fisken ved å snu en gang til den er gjennomstekt og flakser seg lett med en gaffel, 2 til 3 minutter per side.

d) Ha fiskefiletene over på serveringsfat og server toppet med tomatblandingen og sitronbåter ved siden av.

55. Fisketaco med Chipotle-krem

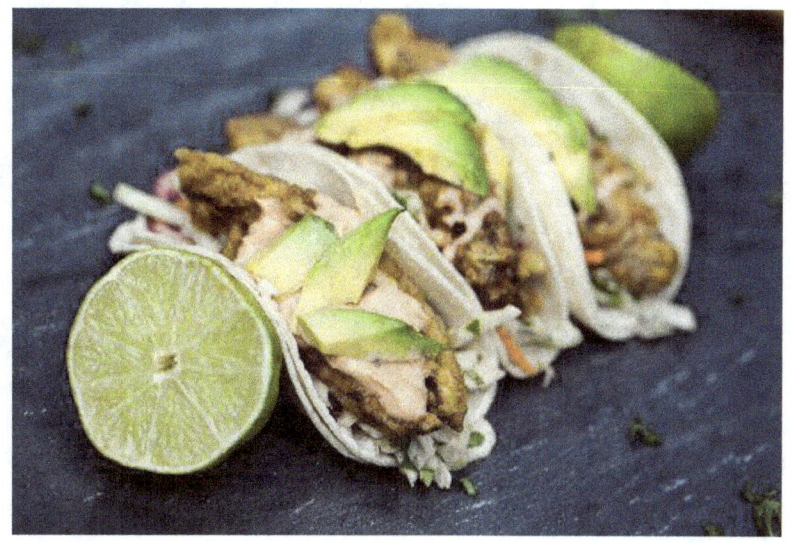

SERVER 4

Ingredienser
For chipotlekremen:
a) 3 ss fettfattig majones
b) 3 ss fettfattig rømme
c) 1 ts malt chipotle
d) 1 ts limeskall
e) 1½ ts fersk limejuice
f) ¼ kopp hakket fersk koriander

For tacoen:
- 1 ts malt spisskummen
- 1 ts malt koriander
- 1 ts mildt chilipulver
- ½ ts røkt paprika
- ⅛ teskje hvitløkspulver
- 1½ pund rød snapperfilet, kuttet i 2-tommers strimler
- Matlagingsspray
- 8 (6-tommers) maistortillas
- 2 kopper strimlet kål

Veibeskrivelse

a) Bland alle ingrediensene og rør godt.

56. Krydret grillede rekespyd

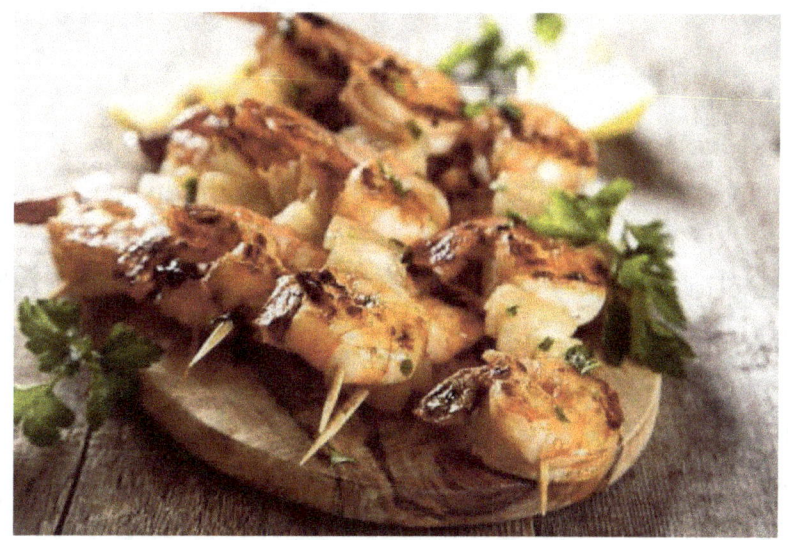

SERVER 4

Ingredienser
Til agurksalaten:
a) 2 mellomstore agurker, skrelles, frøsettes og kuttes
b) ½ kopp grovhakkede usaltede ristede cashewnøtter
c) 2 grønne løk, i tynne skiver
d) 2 ss olivenolje
e) 1 ss fersk sitronsaft
f) ¼ kopp hakket fersk flatbladpersille

For rekene:
g) 1 stor serrano chili, frøsådd og finhakket
h) 1 ss olivenolje
i) 1 ts malt spisskummen
j) 1 ts malt chilipulver
k) 1 til 1½ pund reker, skrellet og deveired

Veibeskrivelse

a) I en stor bolle blander du sammen agurker, cashewnøtter, grønn løk, olje, sitronsaft og persille.

b) Forvarm grillen til middels høy.

c) Bløtlegg 4 trespyd i vann.

d) I en stor bolle kombinerer du serrano chili, olje, spisskummen og chilipulver. Tilsett rekene i bollen og bland til belegg.

e) Tre rekene på spydene.

f) Grill rekene i ca 3 minutter på hver side, til de er rosa og gjennomstekt.

57. Spaghetti med stekte reker

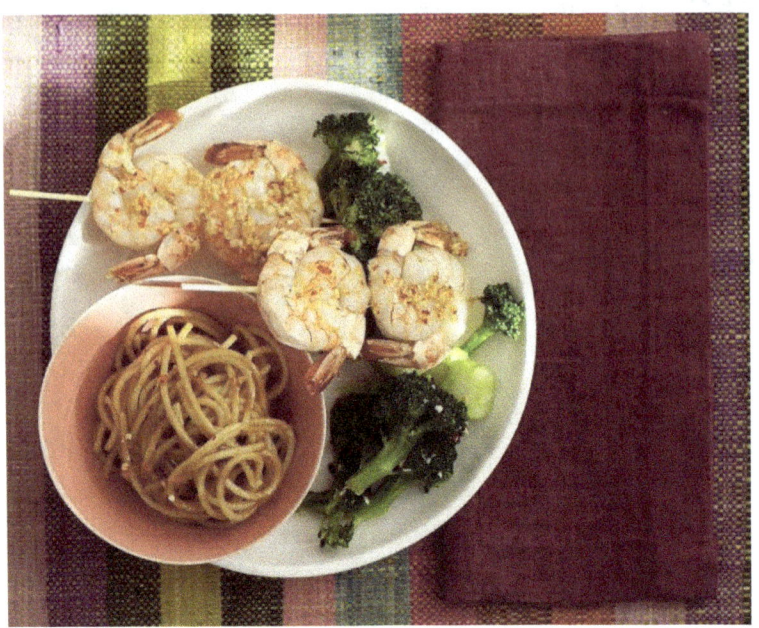

SERVER 4

Ingredienser

- 12 gram tørket spaghetti
- 1 ss olivenolje
- 3 ss hakket fersk persille
- 1½ pund jumbo reker, skrellet og deveined
- 2 ss usaltet smør, smeltet
- 2 fedd hvitløk, finhakket
- ¼ ts nykvernet pepper
- 2 ss fersk sitronsaft

Veibeskrivelse

a) Forvarm broileren.

b) Kok spaghettien i henhold til anvisningen på pakken (utenom saltet). Tappe.

c) Kast spaghettien med oljen og 2 ss persille, dekk til og hold den varm.

d) I en stor ildfast form, sleng rekene med smør, hvitløk og pepper. Stek under broileren, snu en gang til rekene er rosa og gjennomstekt, 2 til 3 minutter per side. Fjern rekene fra broileren og bland dem med sitronsaften.

e) Fordel spaghettien jevnt mellom 4 grunne serveringsboller. Topp med rekene, del den likt. Hell litt av sausen fra bakebollen over hver porsjon og server umiddelbart, pyntet med den resterende 1 ss persille.

58. Stekt havskjell

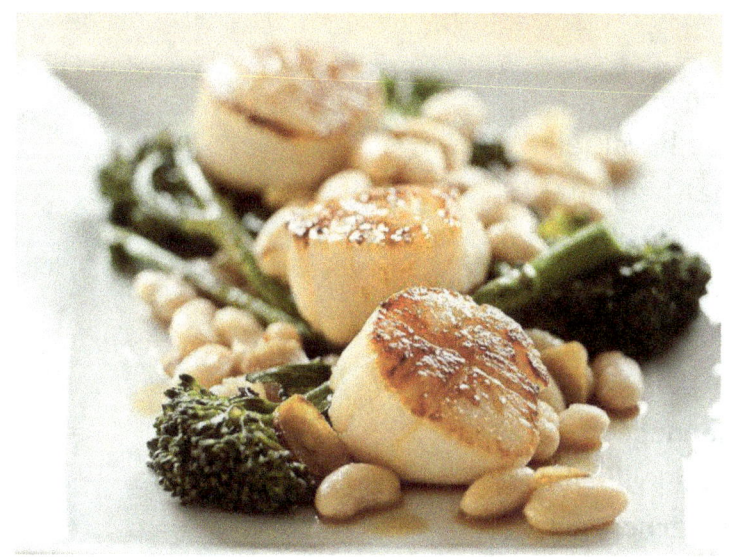

SERVER 4

Ingredienser
- 3 ss usaltet smør
- 1½ pund jumbo havskjell
- ¼ ts nykvernet pepper
- 1 ts finhakket fersk hvitløk
- 3 ss fersk sitronsaft
- 2 (5 unse) pakker babyspinat
- ¼ teskje paprika
- ⅛ teskje kajennepepper
- 2 ss lavnatrium kyllingbuljong
- ¼ kopp pinjekjerner, ristet

Veibeskrivelse

a) I en stor panne over middels høy varme, smelt 2 ss smør.

b) Tørk kamskjellene med et papirhåndkle, krydre dem med pepper, og legg dem deretter i pannen. Stek til de er pent gyldenbrune på bunnen, ca. 2 minutter, og vend dem deretter og stek til de er gyldenbrune på den andre siden, ca. 2 minutter til. Ha kamskjellene over på en tallerken og hold dem varme.

c) Smelt de resterende 1 ss smør i pannen og tilsett hvitløk og spinat. Kok i ca. 2 minutter, til den er så vidt visnet. Fjern spinat og hvitløk fra pannen og hold varm.

d) Tilsett sitronsaft, paprika og cayenne i pannen og la det småkoke i ca 15 sekunder.

e) Tilsett buljongen. La småkoke, skrap opp eventuelle biter fra pannen, i ca 3 minutter, til sausen er redusert.

f) Ha kamskjellene, sammen med eventuell juice, tilbake i gryten og stek på lav varme til de er gjennomvarme.

g) Anrett spinaten på 4 serveringsfat, del den likt. Topp hver med kamskjell, del dem likt. Drypp sausen over kamskjellene og dryss pinjekjernene på toppen. Server umiddelbart.

59. Krabbekaker med rød pepper Aioli

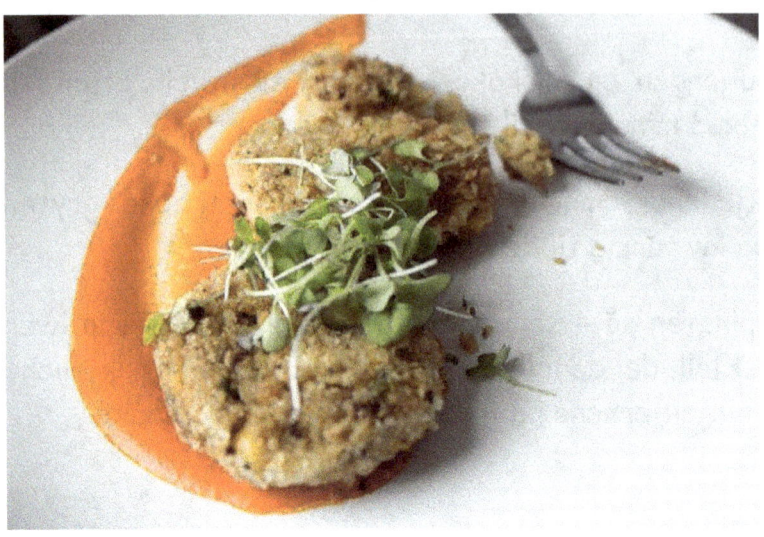

SERVER 4

Ingredienser

For krabbekakene:
- ½ kopp panko brødsmuler
- 1 egg
- 1 eggehvite, pisket
- 2 grønne løk, i tynne skiver
- 2 ss finhakket rød paprika
- 2 ss finhakket fersk persille
- 1 ss fettfattig majones
- Saft av ½ lime
- 1 ts Old Bay Krydder
- ½ ts nykvernet pepper
- 9 gram klump krabbekjøtt
- Matlagingsspray

For aiolien:
- ¼ kopp fettfri vanlig gresk yoghurt
- 2 ss fettfattig majones
- ¼ kopp stekt rød paprika i glass (pakket i vann), drenert, frøet og hakket

Veibeskrivelse

a) Kombiner brødsmuler, egg, eggehvite, grønn løk, paprika, persille, majones, limejuice, Old Bay-krydder og pepper i en stor miksebolle og rør for å blande godt.

b) Bruk hendene og brett forsiktig inn krabbekjøttet, pass på så du ikke bryter opp de store bitene.

c) Form til 8 like store bøffer og avkjøl i 30 til 60 minutter.

d) Plasser de avkjølte krabbekakene på stekeplaten og spray lett med kokespray. Stek i ca 10 minutter på hver side.

KRYDER OG SAUSS

60. Dobbel tomatketchup

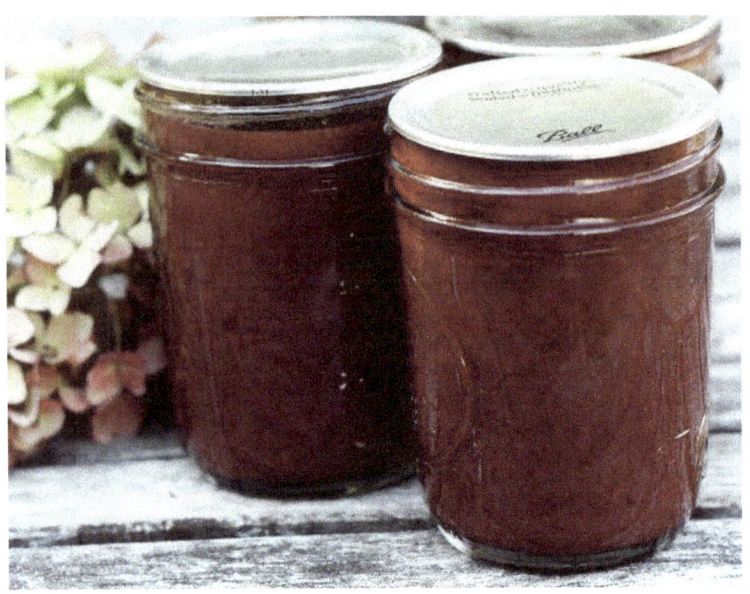

GJØR 2 KOPER (1 sS PER PORNING)

Ingredienser

- 2 (6 unse) bokser tomatpuré
- ⅔ kopp vann
- ¼ kopp rødvinseddik
- ½ kopp pakket mørkt brunt sukker
- ¼ kopp hakkede soltørkede tomater
- ½ ts tørr sennep
- ½ ts kanel
- ⅛ teskje malt nellik
- ⅛ teskje allehånde
- En klype cayennepepper

Veibeskrivelse

a) I en kjele satt over middels varme, visp sammen alle ingrediensene og la det småkoke. Kok under omrøring til sukkeret er oppløst. Reduser varmen til lav og la det småkoke i ca 15 minutter.

b) Fjern blandingen fra varmen og puré den i en blender eller foodprosessor.

c) La det avkjøles til romtemperatur. Dekk til og avkjøl ketchupen over natten før servering. Ketchup kan oppbevares i kjøleskap i opptil 3 uker.

61. Søt-krydret Red Pepper Relish

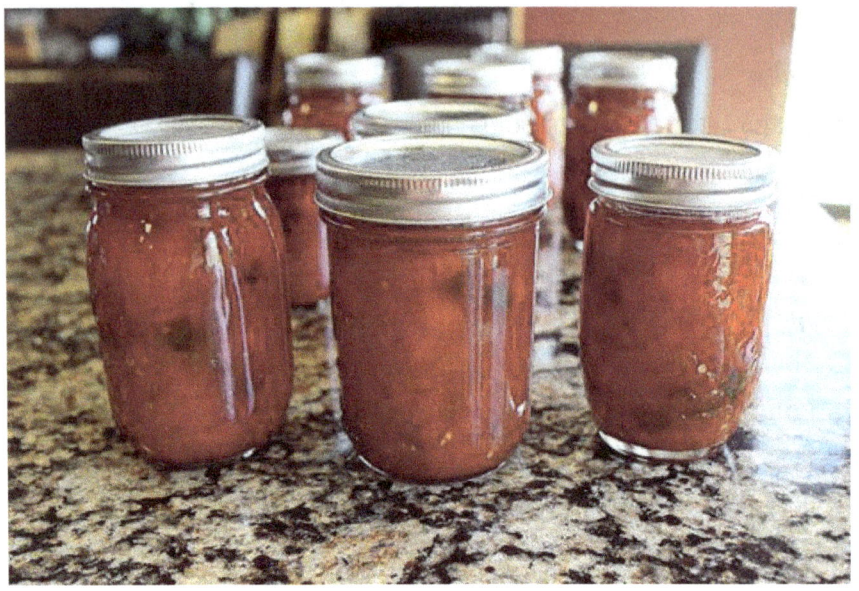

Ingredienser

- 2 store gule løk, finstrimlet
- 2 mellomstore røde paprika, frøsådd og finstrimlet
- 1 kopp sukker
- ½ kopp hvitvinseddik
- ¼ kopp vann
- ½ ts rød pepperflak

Veibeskrivelse

a) I en stor kjele satt over middels høy varme, bland alle ingrediensene og kok opp. Reduser varmen til lav og la det småkoke uten lokk i ca 30 minutter, rør ofte til grønnsakene er veldig myke og blandingen er godt blandet.

b) Fjern relishen fra varmen og la den avkjøles til romtemperatur.

c) Dekk til og avkjøl relishen i minst 2 timer før servering. Oppbevar den i en tildekket beholder i kjøleskapet i opptil 1 måned.

62. Grillsaus

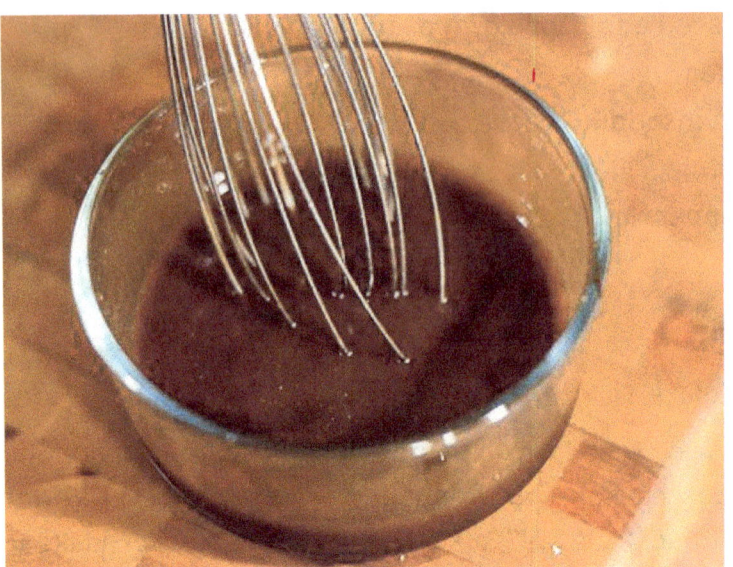

SERVER 16

Ingredienser
- 1½ kopper tomatsaus uten tilsatt salt
- 1 (6 unse) boks tomatpuré
- ⅔ kopp pakket mørkt brunt sukker
- 3 ss eplecidereddik
- 1½ ss melasse
- 1 ss Worcestershire saus
- 1 ss røkt paprika
- 2 ts tørr sennep
- 2 ts chilipulver
- 1 ts løkpulver
- ½ ts flytende røyk (valgfritt)
- ½ ts hvitløkspulver
- ¼ teskje malt nellik
- ¼ ts kajennepepper

Veibeskrivelse

a) Kombiner alle ingrediensene i en middels kjele over middels høy varme. Kok opp, reduser varmen til middels lav og la det småkoke, rør av og til, i 20 til 30 minutter til sausen er litt tykkere.

b) Server sausen umiddelbart eller la den avkjøles til romtemperatur, overfør den til en dekket beholder og kjøl den i opptil 1 måned.

63. Kremet sitron-gressløk smørbrød

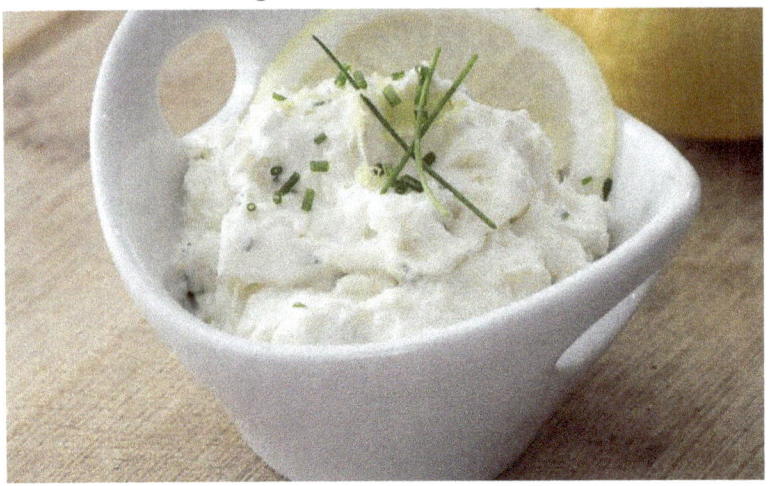

SERVER 16

Ingredienser
- ½ kopp fettfri rømme
- ¼ kopp fettfattig majones
- 3 ss hakket gressløk
- 1½ ts sitronskall
- 2 ts fersk sitronsaft

Veibeskrivelse

a) I en liten bolle, visp alle ingrediensene sammen til de er godt blandet.

b) Server umiddelbart eller dekk til og avkjøl pålegget i opptil 3 dager.

64. Basilikum-Cilantro Pesto

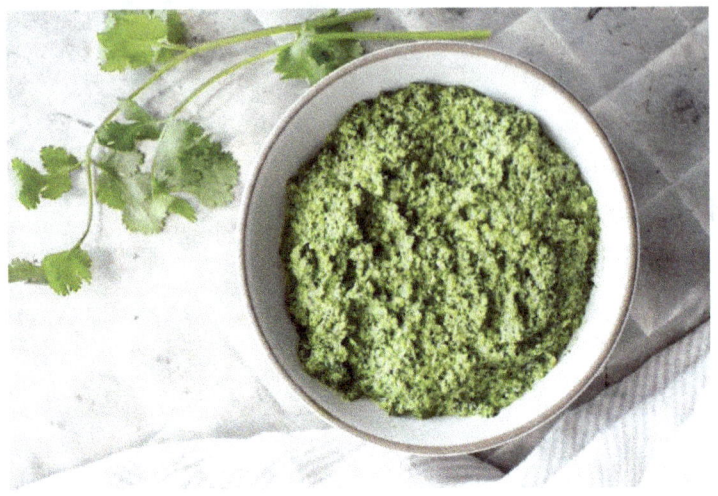

SERVER 8

Ingredienser
- 2 ss pinjekjerner
- 1 kopp friske basilikumblader
- 1 kopp friske korianderblader
- 1 hvitløksfedd
- ¼ kopp lavnatrium kyllingbuljong
- 2 ss olivenolje
- 2 ss fersk sitronsaft
- ¼ kopp revet parmesanost

Veibeskrivelse

a) Rist pinjekjernene i en panne på middels varme, rør ofte, akkurat til de begynner å bli gyldne og blir aromatiske, ca. 3 minutter.

b) Kombiner pinjekjerner, basilikum, koriander og hvitløk i en foodprosessor. Bearbeid til glatt.

c) Tilsett buljong, olje og sitronsaft og bearbeid til en tykk pasta. Tilsett osten og puls for å kombinere.

d) Server umiddelbart eller dekk til og avkjøl pestoen i opptil 3 dager. Pesto holder seg best hvis en tynn oljefilm helles over overflaten for å forhindre at urtene oksiderer for raskt.

65. Frisk tomat-basilikum pastasaus

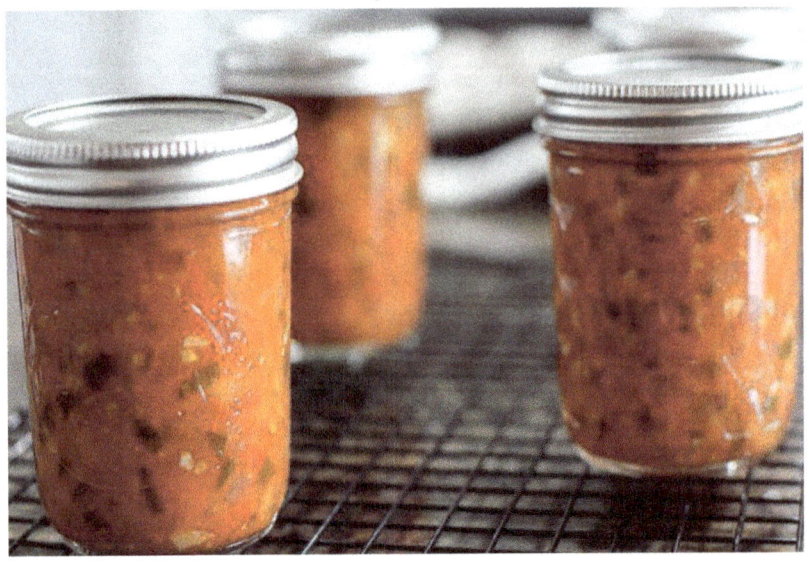

Ingredienser
- 2¼ pund plommetomater
- 2 ss olivenolje
- 6 til 8 fedd hvitløk, hakket
- 2 mellomstore løk, i terninger
- 2 ss tomatpuré
- ¼ kopp rødvin
- 1 ss rødvinseddik
- ½ kopp hakket fersk basilikum

Veibeskrivelse

a) Sett en stor kjele full av vann på komfyren og kok opp over høy varme. Fyll en stor miksebolle med isvann.

b) I mellomtiden setter du et X i bunnen av hver tomat med en skarp kniv. Blancher tomatene i det kokende vannet i ca. 1 minutt - du må kanskje gjøre dette i partier ved å bruke en hullsleiv for å fjerne de blancherte tomatene.

c) Overfør tomatene fra det kokende vannet til bollen med isvann for å stoppe kokingen.

d) Varm oljen i en stor, tung kjele satt på middels varme. Tilsett hvitløk og løk og stek, rør av og til, til løken er myk, ca 5 minutter.

e) Rør inn tomatpureen og stek i ca 2 minutter. Tilsett vin og eddik og kok under omrøring i ytterligere 2 minutter.

f) Tilsett tomatene og saften og la det småkoke under omrøring av og til i ca. 20 minutter.

g) Rør inn basilikum, smak til med pepper, og puré med en stavmikser eller ved å overføre til en blender i omganger.

66. Bolognese saus

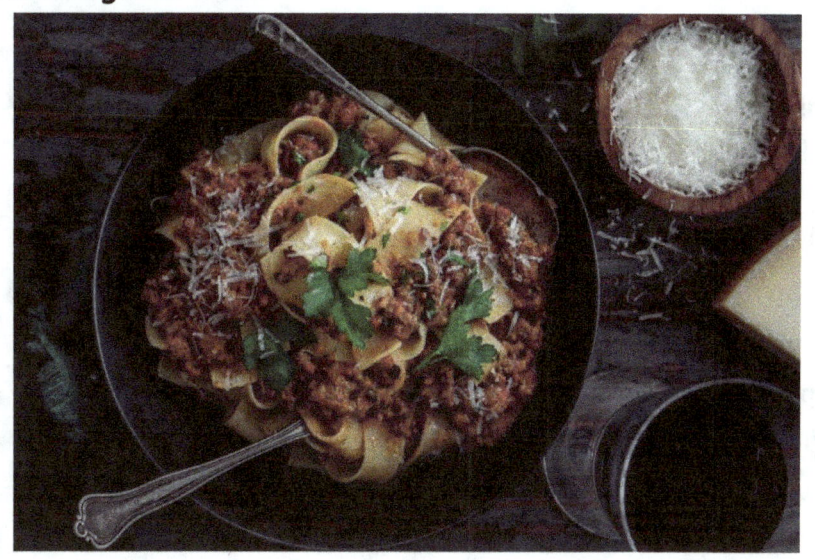

SERVER 4

Ingredienser
- 2 ss olivenolje
- 2 små gule løk, finhakket
- 2 mellomstore gulrøtter, i små terninger
- 2 stilker selleri, i små terninger
- $1\frac{1}{2}$ pund magert kjøttdeig
- $1\frac{1}{2}$ kopp rødvin
- 1 kopp lettmelk
- 3 (14 unse) bokser uten salt tilsatt tomater i terninger, med juice
- $\frac{1}{4}$ ts malt muskatnøtt

Veibeskrivelse

a) I en stor, tung gryte, varm oljen over middels høy varme. Tilsett løk, gulrøtter og selleri og kok, rør av og til, i ca 10 minutter til grønnsakene er møre.

b) Tilsett kjøttet og stek, rør og bryt opp kjøttet med en tresleiv, til kjøttet er helt brunt, ca 5 minutter.

c) Rør inn vinen og kok, rør av og til, i 20 til 25 minutter, til det meste av væsken har fordampet.

d) Rør inn melken og fortsett å koke, rør av og til, i ytterligere 15 minutter, til melken er for det meste redusert.

e) Tilsett tomatene, sammen med saften og muskatnøtten, og kok opp. Reduser varmen til middels lav og la det småkoke uten lokk i 3 til 4 timer. Sausen er klar når den er tykk og det meste av væsken er fordampet.

f) Server umiddelbart eller oppbevar sausen i en tildekket beholder i kjøleskapet i opptil 3 dager, eller i fryseren i opptil 3 måneder.

67. Krydret peanøttsaus

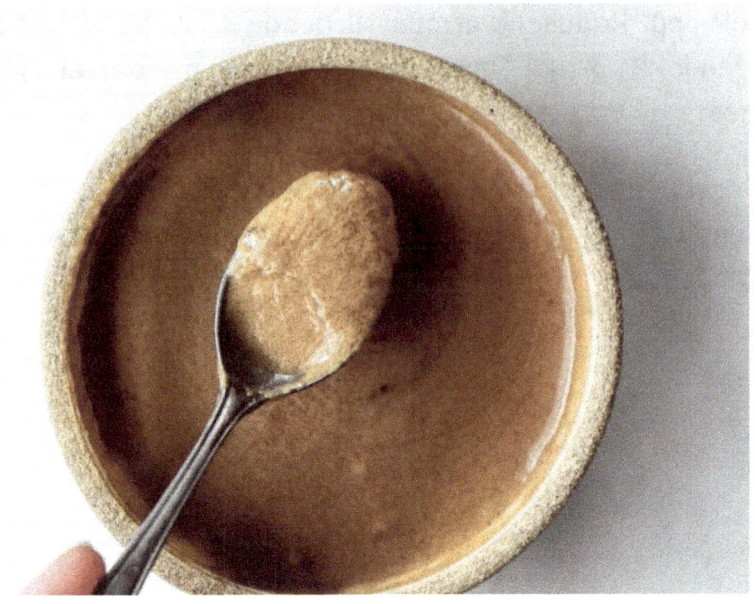

SERVER 8

Ingredienser
- 1 (1-tommers) stykke fersk ingefær, skrelt og grovhakket
- 1 fedd hvitløk, finhakket
- ⅔ kopp usaltet kremet peanøttsmør
- 3 ss lavnatrium soyasaus
- 3 ss ukrydret riseddik
- 2 ss pakket brunt sukker
- 2 ts ristet sesamolje
- ¼ teskje kajennepepper, eller mer, om ønskelig
- 2 til 3 ss vann, etter behov

Veibeskrivelse

a) Ha ingefær og hvitløk i en foodprosessor og hakke i puls.

b) Tilsett peanøttsmør, soyasaus, eddik, sukker, olje og cayenne og bearbeid til det er jevnt og godt kombinert. Smak til og krydre med ekstra cayenne, om ønskelig.

c) Tilsett vann, 1 ss om gangen, til ønsket konsistens er nådd.

d) Server umiddelbart eller oppbevar sausen i en tildekket beholder i kjøleskapet i opptil 1 uke.

68. Frisk og frisk Salsa Verde

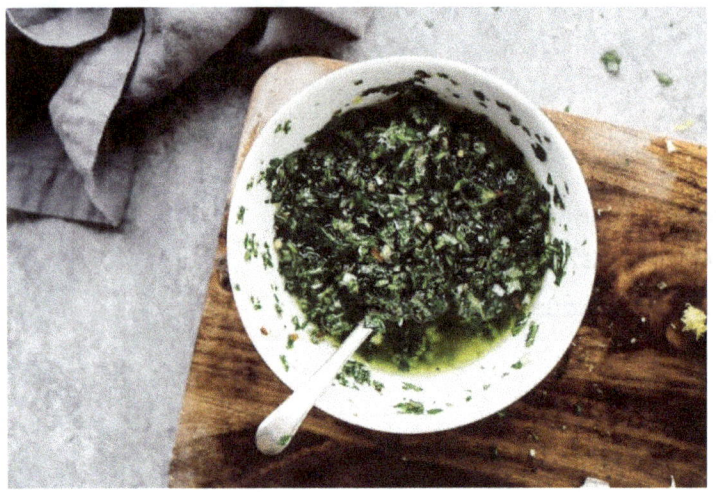

SERVER 4

Ingredienser
- 2 (12 unse) bokser tomatillos, drenert
- 1 liten gul løk, delt i kvarte
- ½ kopp fersk koriander
- 1 eller 2 jalapeños
- Saft av 1 lime
- 1 hvitløksfedd
- ¼ teskje sukker
- 1 middels avokado, uthulet, skrellet og i terninger

Veibeskrivelse

a) Ha tomatillos, løk, koriander, jalapeños, limejuice, hvitløk og sukker i en foodprosessor og kjør til en tykk puré.

b) Ha blandingen over i en bolle og rør inn avokadoen.

c) Server umiddelbart eller dekk til og avkjøl salsaen i opptil 3 dager.

69. Stekt hvitløk og rosmarinpålegg

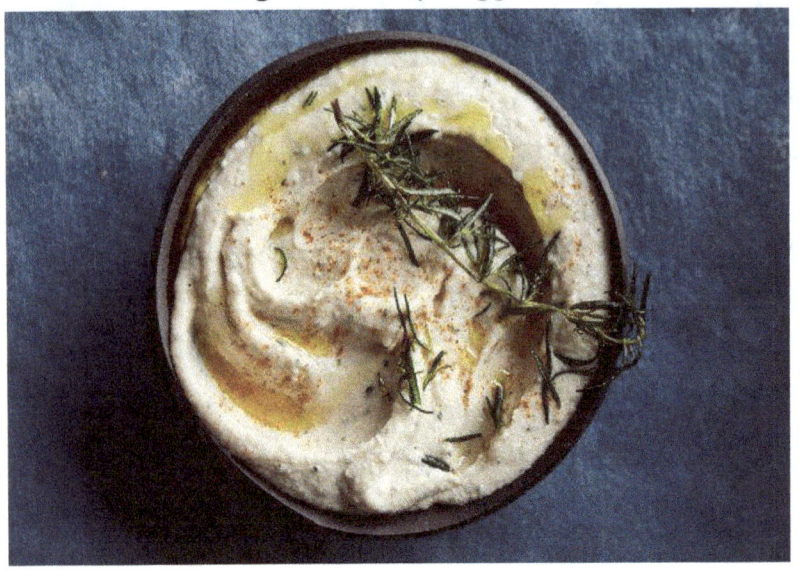

SERVER 6

Ingredienser
- 1 hvitløkshode
- 3 ss olivenolje
- 1 ss finhakket fersk rosmarin
- $\frac{1}{4}$ ts nykvernet pepper
- 3 ss fersk sitronsaft

Veibeskrivelse

a) Forvarm ovnen til 400°F.

b) Skjær den øverste $\frac{1}{2}$ tomme av hvitløkshodet slik at toppen av feddene blir synlige. Legg hvitløken på en firkant av aluminiumsfolie og drypp 1 ss olje over toppen. Pakk inn hvitløken i folien, la det være litt plass inni slik at luften kan sirkulere.

c) Stek hvitløken i ovnen i 50 til 60 minutter, til hvitløksfeddene er myke og brune. Ta hvitløken ut av ovnen og la den avkjøles.

d) Når hvitløken er avkjølt nok til å håndtere, klem feddene ut av skallet og legg dem i en liten bolle.

e) Tilsett rosmarin og pepper og mos til en pasta med en gaffel. Rør inn sitronsaften og de resterende 2 ss olje og bland godt.

70. Romesco saus

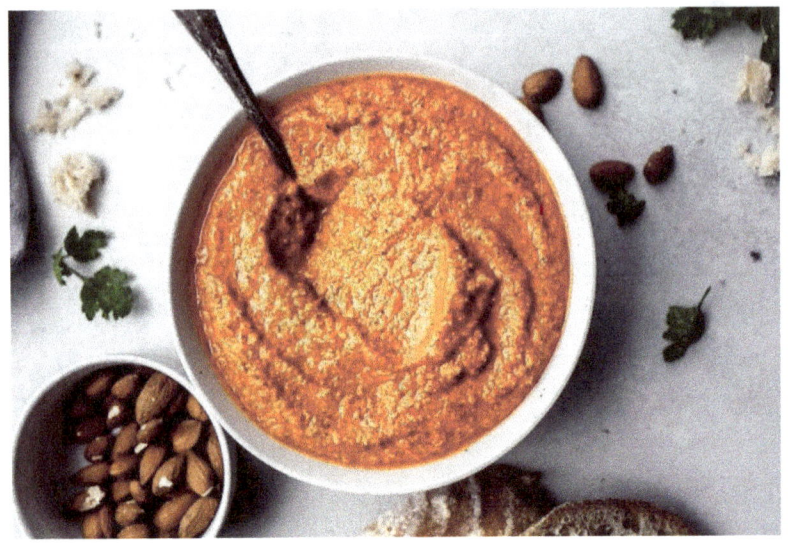

Ingredienser

- 1 (7-unse) krukke stekt rød paprika (pakket i vann), drenert
- 2 store tomater, delt i kvarte
- ¼ kopp usaltede mandler, ristede
- 2 fedd hvitløk
- 2 ss finhakket fersk persille
- 1 ss sherryeddik
- 1 ts paprika
- ½ ts nykvernet pepper
- 2 ss olivenolje

Veibeskrivelse

a) Kombiner rød paprika, tomater, mandler, hvitløk, persille, eddik, paprika og pepper i en foodprosessor og bearbeid til en ganske jevn pasta.

b) Med prosessoren i gang, hell på olje og bearbeid til den er godt blandet. Hvis blandingen er for tykk, tilsett vann, 1 ss om gangen, for å oppnå ønsket konsistens.

SUPPER, CHILIER OG STEIER

71. Stekt tomatsuppe med mynte

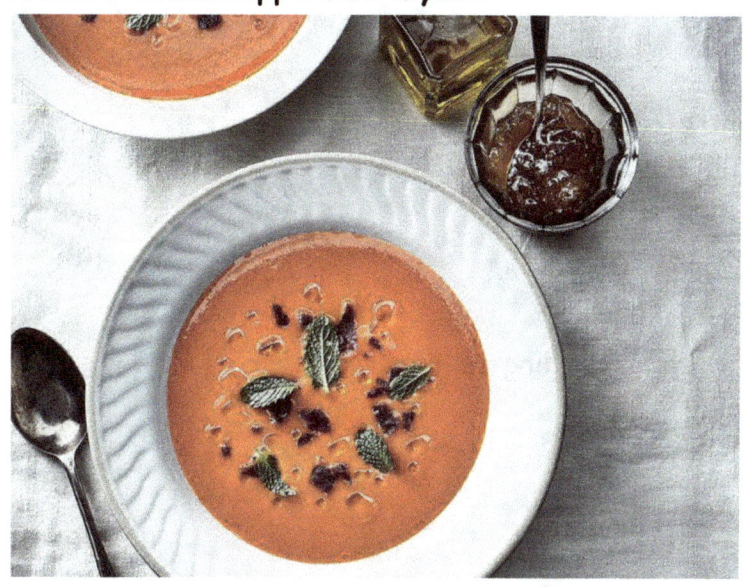

SERVER 4

Ingredienser
- 3 pund plommetomater, halvert på langs
- 1 stor gul løk, hakket
- 4 fedd hvitløk, finhakket
- 2 ss olivenolje
- 1 ts nykvernet pepper
- 6 kopper lavnatrium kylling- eller grønnsaksbuljong
- Saft av 1 sitron
- 1 kopp hakket fersk mynte

Veibeskrivelse

a) Forvarm ovnen til 400°F.

b) På en stor stekeplate, sleng tomater, løk og hvitløk med olje og pepper. Fordel tomatene i et enkelt lag, med kuttesiden opp, og stek dem i ovnen til de er veldig myke, ca 45 minutter.

c) Ha grønnsakene over i en foodprosessor eller blender og puré til en jevn masse.

d) Hell pureen i en stor kjele, tilsett buljongen og kok opp på middels høy varme. Rør inn sitronsaften og la det småkoke til den er gjennomvarme.

e) Rør inn mynten og server umiddelbart. Denne suppen holder seg tildekket i kjøleskapet i opptil 1 uke eller i fryseren i opptil 3 måneder.

72. Grønn suppe med geitost

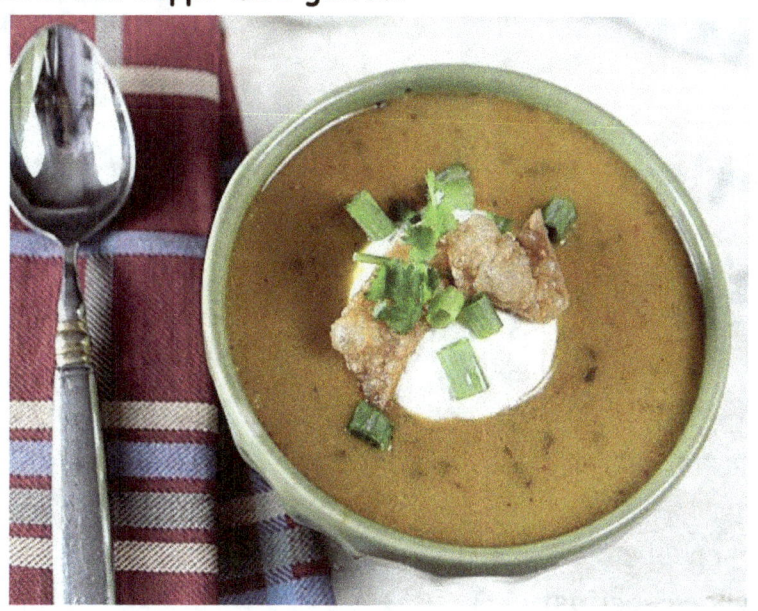

SERVER 4

Ingredienser
- 1 ss ekstra virgin olivenolje
- 2 purre, grønne og lysegrønne deler
- 2 ss sherry
- 4 kopper grønnsaksbuljong med lite natrium
- 2 kopper vann
- 1 potet, skrelt og i terninger
- 1-kilos spinatblader
- 2 kopper brønnkarse
- 2 kopper syre
- ¼ ts kajennepepper
- ½ kopp smuldret geitost
- 2 ss usaltet smør
- Nykvernet pepper

Veibeskrivelse

a) Varm oljen i en stor gryte over middels høy varme. Tilsett purre og kok, rør ofte, til den er myk, ca 5 minutter.

b) Tilsett sherryen og kok under omrøring til væsken har fordampet.

c) Tilsett buljong, vann og potet i terninger og kok opp. Reduser varmen til lav og la det småkoke uten lokk i ca 15 minutter til potetbitene er møre.

d) Rør inn spinat, brønnkarse, sorrel og cayenne. Kok under lokk i ca 5 minutter til spinaten er mør.

e) Ta kjelen fra varmen, tilsett geitosten og smøret, og rør til de er godt innarbeidet.

f) Bruk en stavmikser eller i partier i en blender, puré suppen til den er jevn. Varm opp om nødvendig.

73. Karried søtpotetsuppe

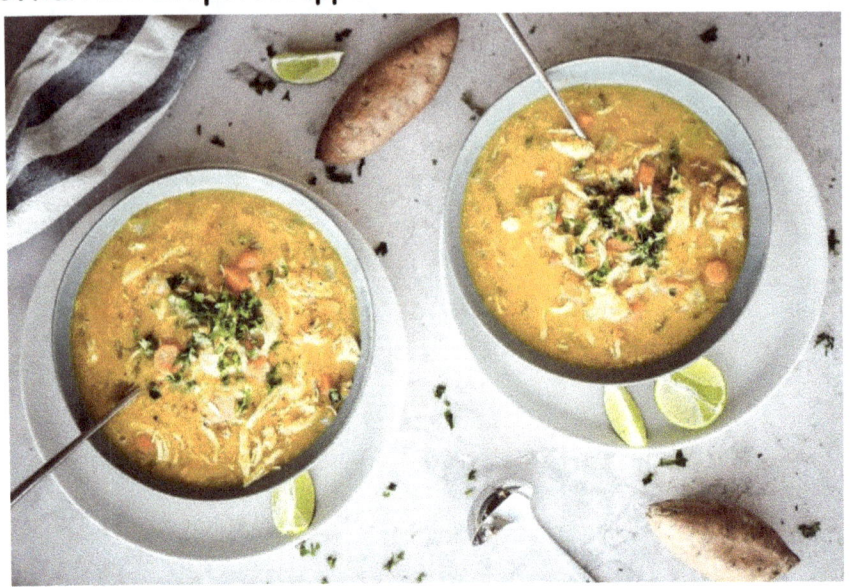

SERVER 4

Ingredienser
- 1 ss olivenolje
- 1 middels løk, hakket
- 3 kopper vann
- 1½ kopper grønnsaks- eller kyllingbuljong med lite natrium
- 2 store søtpoteter, skrelt og i terninger
- 2 store gulrøtter, i skiver
- 1 ss finhakket, skrelt fersk ingefær
- 1 ss karripulver
- Nykvernet pepper

Veibeskrivelse

a) Varm oljen i en stor gryte over middels høy varme. Tilsett løken og stek, rør ofte, til den er myk, ca 5 minutter.

b) Tilsett vann, buljong, søtpoteter, gulrøtter, ingefær og karripulver. Kok opp, reduser varmen til middels lav og la det småkoke uten lokk til grønnsakene er møre, ca 20 minutter.

c) Bruk en stavmikser eller i partier i en blender, puré blandingen. Hvis suppen er for tykk, tilsett litt mer buljong.

d) Varm opp suppen om nødvendig. Smak til med pepper og server umiddelbart. Suppen holder seg i kjøleskapet i opptil 1 uke eller i fryseren i opptil 3 måneder.

74. Røykfylt rød linsesuppe

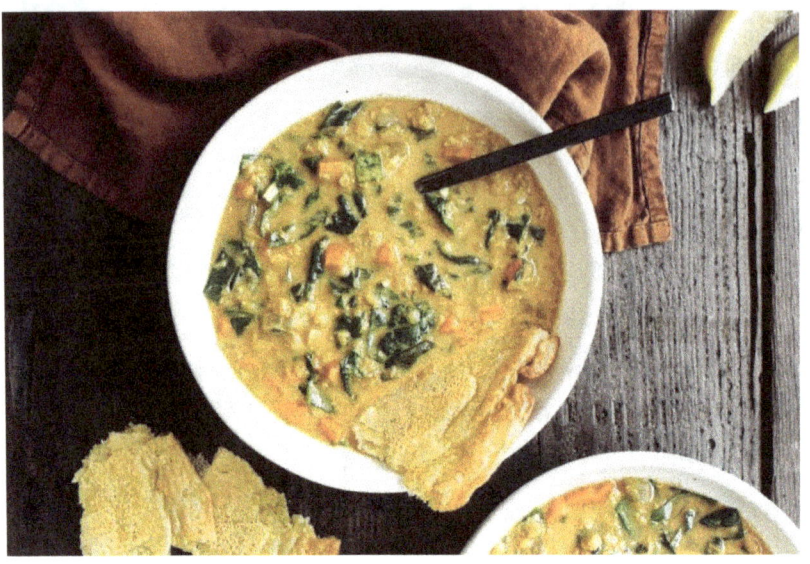

SERVER 4

Ingredienser

- 1 ss olivenolje
- 1 middels løk, i terninger
- 2 fedd hvitløk, finhakket
- 2 ts malt spisskummen
- 2 ts røkt paprika
- 1 ts søt paprika
- 1 ts malt gurkemeie
- ¼ teskje malt kanel
- 2 mellomstore gulrøtter, i skiver
- 7 kopper grønnsaksbuljong med lite natrium
- 1½ kopper tørre røde linser
- 1 (14 unse) boks hakkede tomater uten salt tilsatt, med juice
- Saft av 1 sitron
- Sitronskiver, til pynt
- ¼ kopp hakket fersk persille, til pynt

Veibeskrivelse

a) 1. Varm oljen i en stor gryte på middels høy varme. Tilsett løk og hvitløk og sautér, rør ofte, til løken er myk, ca 5 minutter.

b) 2. Rør inn spisskummen, røkt og søt paprika, gurkemeie og kanel og kok under omrøring i 1 minutt.

c) 3. Tilsett gulrøtter, buljong og linser. Gi væsken et oppkok, reduser varmen til middels lav og la det småkoke uten lokk til linsene er myke, 30 til 35 minutter.

d) 4. Tilsett tomatene sammen med saften og kok i 10 minutter til.

e) 5. Rett før servering rører du inn sitronsaften.

75. Kremet brokkoli-ostsuppe

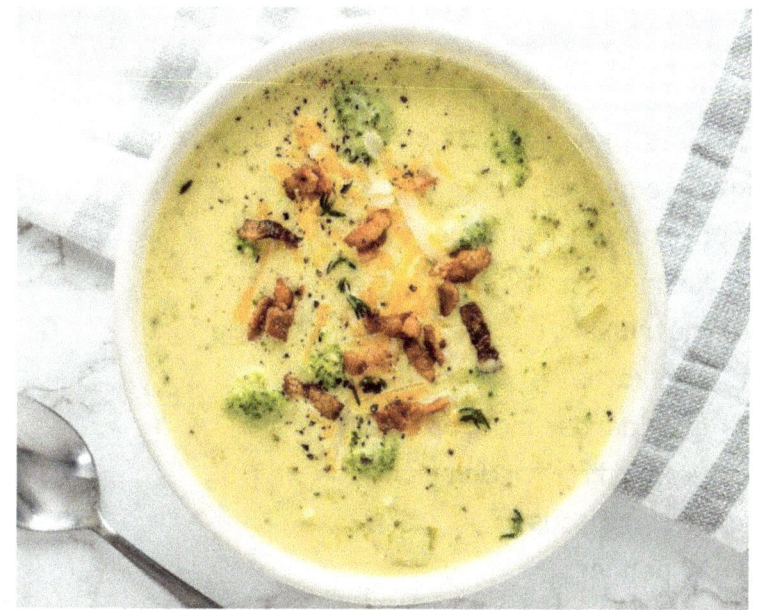

SERVER 4

Ingredienser
- 1 ss olivenolje
- 1 hode brokkoli, stilker skrelles og hakkes, buketter atskilt
- 1 middels løk, i terninger
- 8 gram nye poteter, i terninger
- ¼ kopp universalmel
- 3½ kopper lavnatrium kylling- eller grønnsaksbuljong
- ¼ ts nyrevet muskatnøtt
- 1 kopp revet cheddarost med redusert fett
- 1 (12 unse) boks fettfri fordampet melk
- 1 ts Worcestershire saus
- ½ ts nykvernet pepper
- 2 grønne løk, i tynne skiver

Veibeskrivelse

a) Varm oljen i en stor gryte på middels varme. Tilsett brokkolistilkene, løken og potetene. Kok mens du rører ofte, til grønnsakene begynner å bli myke, ca 10 minutter.

b) Dryss melet i gryten og kok under konstant omrøring til det begynner å avgi en litt nøtteaktig aroma, ca 2 minutter.

c) Tilsett buljongen og kok opp. Reduser varmen til middels lav og kok, rør av og til, i ca 15 minutter til grønnsakene er myke. Tilsett brokkolibukettene og kok i ca 5 minutter til, til bukettene er møre.

d) Dryss i muskatnøtten og rør for å kombinere.

e) Fjern kjelen fra varmen og rør inn ost, melk, worcestershiresaus og pepper.

f) Pureer suppen med en stavmikser eller i partier i en tradisjonell blender eller foodprosessor.

g) Server umiddelbart, pyntet med grønnløken.

76. Lemony kyllingnudelsuppe

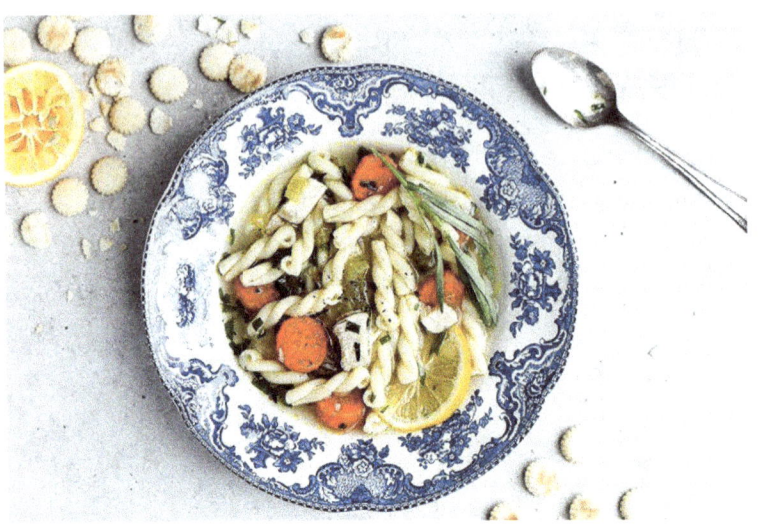

SERVER 4

Ingredienser
- 6 kopper lavnatrium kyllingbuljong
- 2 kopper vann
- 1⅓ kopper hakket gulrot
- 1¼ kopper hakket løk
- 1 kopp hakket selleri
- 1 pund kokt kyllingbryst, strimlet eller i terninger
- 8 gram tørkede eggnudler, tilberedt i henhold til pakkens anvisninger
- ¼ kopp hakket fersk flatbladpersille
- Skal og saft av 1 sitron

Veibeskrivelse

a) Kombiner buljong, vann, gulrot, løk og selleri i en stor gryte over middels høy varme og kok opp. Reduser varmen til middels lav og la det småkoke under lokk til grønnsakene er møre, ca 20 minutter.

b) Tilsett kyllingen og nudlene og la det småkoke til de er gjennomvarme, ca 3 minutter.

c) Rør inn persille, sitronskall og sitronsaft. Server umiddelbart.

77. Hvite bønner og grøntsuppe

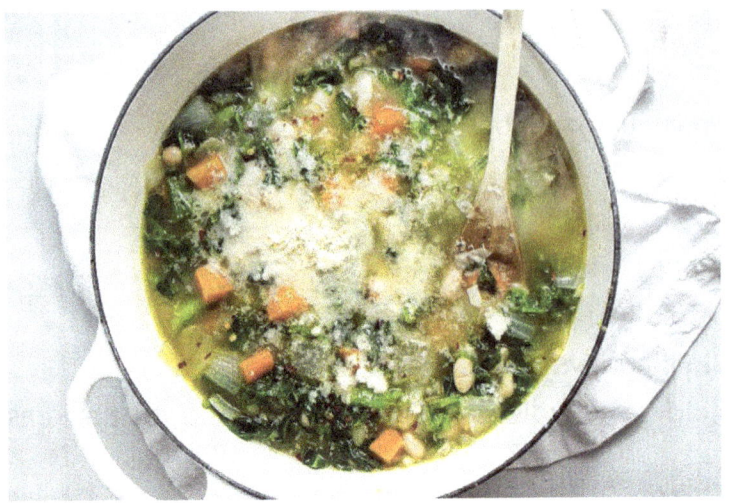

SERVER 6

Ingredienser

- 2 ss olivenolje
- 1 middels løk, i terninger
- 2 fedd hvitløk, finhakket
- 2 stilker selleri, i skiver
- 2 mellomstore gulrøtter, i skiver
- 6 gram spansk-stil chorizo eller andouille pølse, i terninger
- 1 haug med grønnkål, hakket
- 4 kopper lavnatrium kyllingbuljong
- 1 (14 unse) boks hakkede tomater uten salt tilsatt, med juice
- 1 (15 unse) boks hvite bønner, som cannellini eller Great Northern, drenert og skylt
- $\frac{1}{2}$ ts nykvernet pepper

Veibeskrivelse

a) Varm oljen i en stor gryte over middels høy varme. Tilsett løk og hvitløk og stek, rør ofte, til løken er myk, ca 5 minutter.

b) Tilsett selleri, gulrøtter og pølse og kok, rør av og til, i 3 minutter til. Rør inn grønnkålen.

c) Tilsett buljong, tomater med juice, bønner og pepper og kok opp. Reduser varmen til middels lav og la det småkoke under lokk i 15 til 20 minutter til grønnsakene er myke. Server umiddelbart.

78. Krydret kylling-Chipotle-tortillasuppe

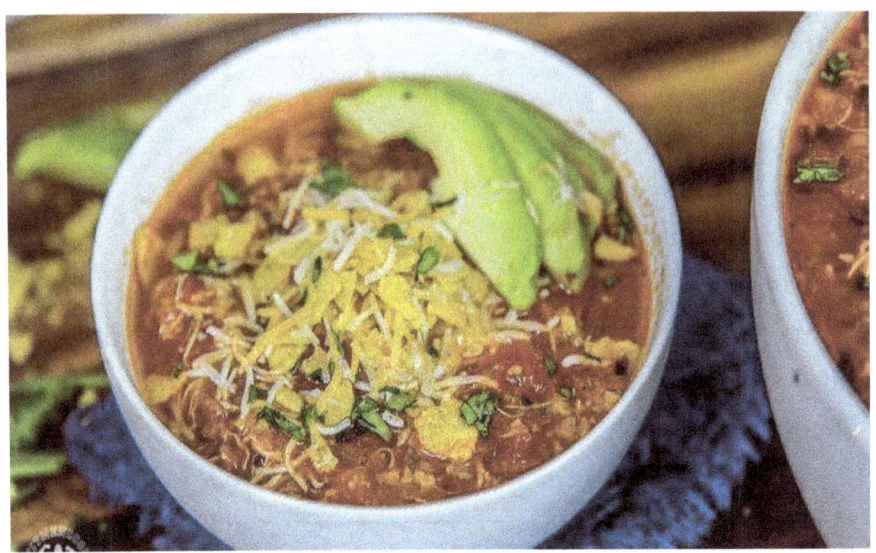

SERVER 4

Ingredienser
- 2 skiver kalkunbacon
- 1 ss olivenolje
- 1 liten gul løk i terninger
- 2 fedd hvitløk, finhakket
- ¾ pund kyllingbryst, i terninger
- 1 ts chipotle chili pulver
- 1 ts malt spisskummen
- 3 kopper lavnatrium kyllingbuljong
- 1 kopp vann
- 1 (14 unse) boks uten salt-tilsatt knuste tomater, med juice
- Saft av 1 lime
- 1 kopp knuste lavnatriumbakte tortillachips
- ¼ kopp hakket fersk koriander, til pynt

Veibeskrivelse

a) I en stor gryte over middels høy varme, kok kalkunbaconet til det er sprøtt. Tøm baconet på tørkepapir, smuldre og sett til side.

b) Varm oljen over middels høy varme i samme gryte. Tilsett løk og hvitløk og stek under omrøring til løken er myk, ca 5 minutter.

c) Tilsett kyllingen og stek under omrøring i ca 2 minutter til kyllingen er ugjennomsiktig.

d) Tilsett chilipulver og spisskummen og kok i ca 30 sekunder til.

e) Tilsett buljong, vann, tomater med saften og kokt kalkunbacon og kok opp. Reduser varmen til middels, dekk til og stek i ca 5 minutter. Rør inn limesaften.

f) For å servere deler du de knuste tortillachipsene mellom 4 suppeboller, øser suppen over toppen og pynter med koriander.

79. Vietnamesisk biff nudelsuppe

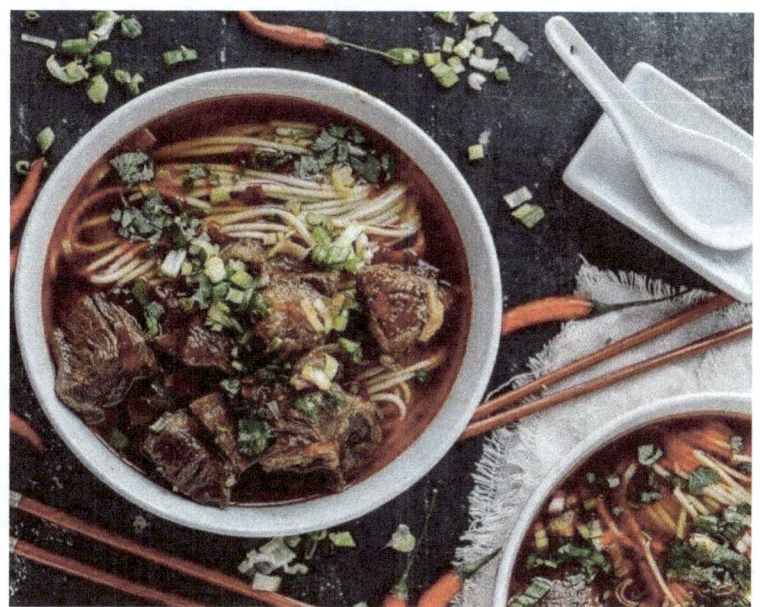

SERVER 4

Ingredienser
Til suppen:
- 6 kopper lavnatriumbiffbuljong
- 2 kopper vann
- 1 stor løk, i tynne skiver
- 5 (½ tomme tykke) skiver skrelt fersk ingefær
- 1 ss fiskesaus
- 3 store hvitløksfedd, halvert
- 2-stjerners anis belg
- 1 ts hele nellik
- 1-kilos flankebiff, trimmet, veldig tynne skiver på tvers
- 8 gram bønnetrådnudler, tilberedt i henhold til pakkens anvisninger

Til garnityr:
- 1½ kopp bønnespirer
- 1 kopp fersk mynte
- 1 kopp fersk basilikum
- 1 kopp fersk koriander
- 2 lime, kuttet i terninger
- 3 røde eller grønne jalapeños, i tynne skiver
- 3 grønne løk, i tynne skiver

Veibeskrivelse

a) Kombiner buljong, vann, løk, ingefær, fiskesaus, hvitløk, stjerneanis og nellik i en stor gryte over middels høy varme og kok opp. Reduser varmen til middels lav, dekk til og la det småkoke i ca 20 minutter.

b) Sil buljongen gjennom en finmasket sil over i en stor bolle. Kast de faste stoffene.

c) Ha buljongen tilbake i kjelen og kok opp igjen. Ta av varmen og tilsett umiddelbart biffskivene.

80. Cherry tomat og mais Chowder

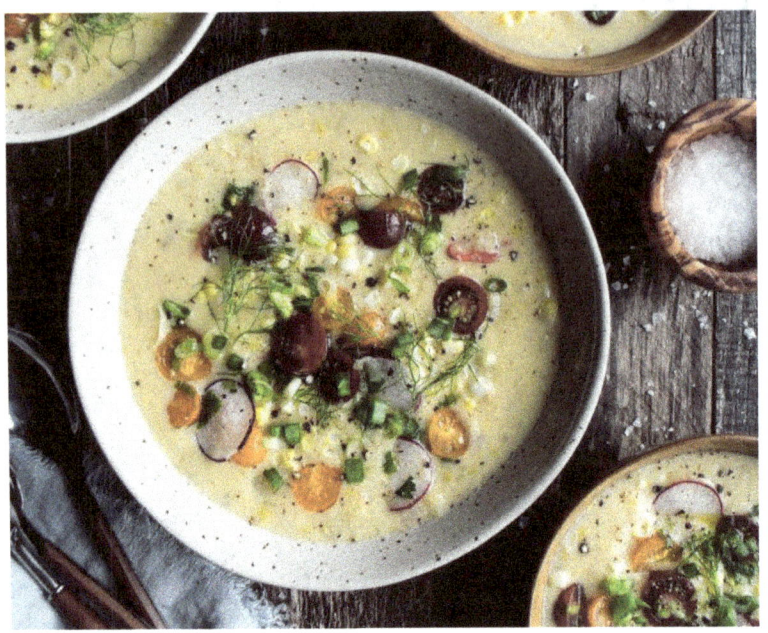

SERVER 4

Ingredienser
- 1 ss olivenolje
- 1 middels løk, i terninger
- 2 stilker selleri, i terninger
- 2 fedd hvitløk, finhakket
- 1-liter små cherrytomater, halvert
- 2½ kopper frosne maiskjerner, tint
- 2 kopper lettmelk
- 1 ts hakket fersk timian
- ¼ ts nykvernet pepper
- 1 kopp grønnsaks- eller kyllingbuljong med lite natrium
- 3 grønne løk, i tynne skiver, til pynt
- 2 skiver kalkunbacon, kokt og smuldret, til pynt

Veibeskrivelse

a) Varm oljen i en stor gryte over middels høy varme. Tilsett løk, selleri og hvitløk og stek under omrøring til løken er myk, ca 5 minutter.

b) Tilsett tomatene og kok i ytterligere 2 til 3 minutter, til tomatene begynner å brytes ned.

c) Ha 1½ kopper mais, 1 kopp melk, timian og pepper i en blender eller foodprosessor og kjør til en jevn masse.

d) Ha den purerte blandingen over i kjelen og kok opp.

e) Tilsett den resterende 1 koppen mais og 1 kopp melk i kjelen sammen med buljongen. Rør godt og kok på middels varme i ca 5 minutter til den er gjennomvarme.

f) Serveres varm, pyntet med grønnløk og bacon.

81. Vegetarisk Quinoa Chili

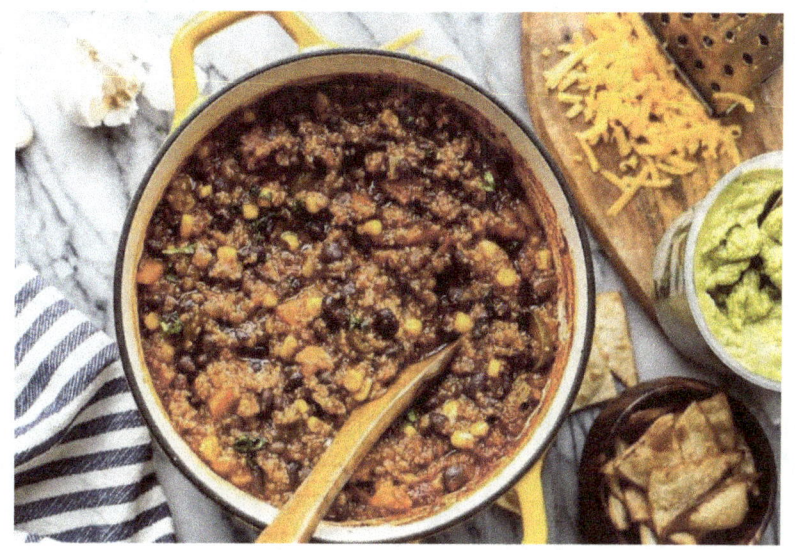

SERVER 6

Ingredienser
- ½ kopp quinoa, skylt
- 1 ss olivenolje
- 1 liten løk, hakket
- 2 fedd hvitløk, finhakket
- 2 jalapeños, frøsådd og i terninger
- 1 stor gulrot, i terninger
- 2 stilker selleri, i terninger
- 1 gul eller oransje paprika, frøet og i terninger
- 2 ss chilipulver
- 1 ss malt spisskummen
- 2 (15 unse) bokser pinto bønner, drenert og skylt
- 1 (28-unse) boks uten salt-tilsatt tomater i terninger, drenert
- 1 (15 unse) boks tomatsaus med lavt natriuminnhold

Veibeskrivelse

a) Kok quinoaen etter anvisningen på pakken.

b) Varm oljen i en stor kjele satt over middels høy varme. Tilsett løk og hvitløk og stek, rør ofte, til løken er myk, ca 5 minutter.

c) Tilsett jalapeños, gulrot, selleri og paprika og kok, rør av og til, i ca. 10 minutter til grønnsakene er møre.

d) Rør inn chilipulveret og spisskummen og kok i ca 30 sekunder til.

e) Tilsett bønner, tomater, tomatsaus og kokt quinoa. Reduser varmen til middels lav, dekk til og la det småkoke i ca 30 minutter.

f) Server varm, pyntet med avokado i terninger, finhakket rødløk, salsa, rømme eller bakte tortillachips, om ønskelig.

82. Bouillabaisse

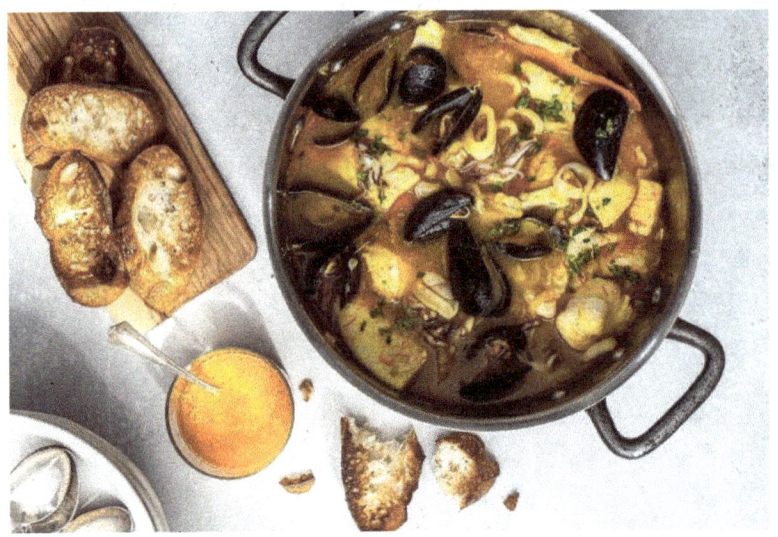

SERVER 4

Ingredienser
Til lapskausen:
- 1 ss ekstra virgin olivenolje
- 2 fedd hvitløk, finhakket
- 1 middels sjalottløk, i terninger
- ¾ kopp natriumfattig fisk eller kyllingbuljong
- ¾ kopp tørr hvitvin
- 1 (14-unse) boks uten salt-tilsatt tomater i terninger, drenert
- 2 ts fersk timian, eller ¾ ts tørket timian
- 2 ts appelsinskall
- 1 ts røkt paprika
- ½ ts rød pepperflak
- ½ ts safran tråder, knust
- 12 gram skinnfrie kveitefileter, kuttet i 1-tommers biter
- ¼ kopp finhakket fersk flatbladpersille, til pynt

Veibeskrivelse

a) Varm oljen i en stor stekepanne eller nederlandsk ovn over middels høy varme. Tilsett hvitløk og sjalottløk og stek under omrøring til sjalottløken er myk, ca 5 minutter.

b) Tilsett buljong og vin og la det småkoke i 2 minutter til.

c) Tilsett tomater, timian, appelsinskall, røkt paprika, røde pepperflak og safran og la det småkoke i 2 minutter til.

d) Tilsett fisken, dekk til og la det småkoke til fisken er gjennomstekt, ca 6 minutter.

83. Hvit kylling chili

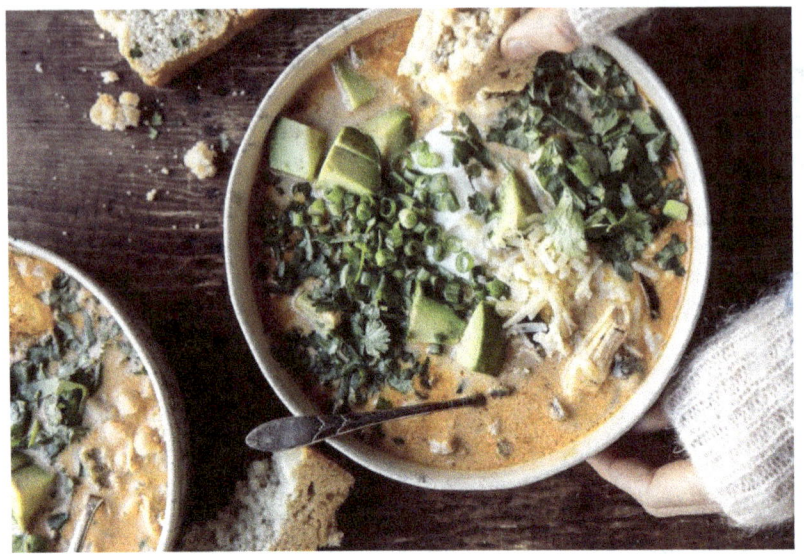

SERVER 4

Ingredienser

- 1 ss rapsolje
- 1 løk, hakket
- 3 fedd hvitløk, finhakket
- 1 til 3 jalapeños, frøet og i terninger
- 2 (4-unse) bokser milde terninger av grønn chili
- 2 ts malt spisskummen
- 1½ ts malt koriander
- 1 ts chilipulver
- 1 ts tørket oregano
- ¼ til ½ ts kajennepepper
- 2 (14 unse) bokser med lite natrium kyllingbuljong
- 3 kopper hakket kokt kyllingbryst
- 3 (15 unse) bokser hvite bønner
- ¼ kopp hakket fersk koriander, til pynt

Veibeskrivelse

a) Varm oljen i en stor gryte på middels varme. Tilsett løk og hvitløk og stek, rør ofte, til løken er myk, ca 5 minutter.

b) Tilsett jalapeño(e), grønne chili, spisskummen, koriander, chilipulver, oregano og cayenne. Kok, rør ofte, i 2 til 3 minutter, til chiliene begynner å bli myke.

c) Tilsett buljong, kylling og bønner og kok opp på middels høy varme. Reduser varmen til middels lav og la det småkoke uten lokk, rør av og til i ca 15 minutter.

d) Serveres varm, pyntet med koriander.

84. Kylling og reker Gumbo

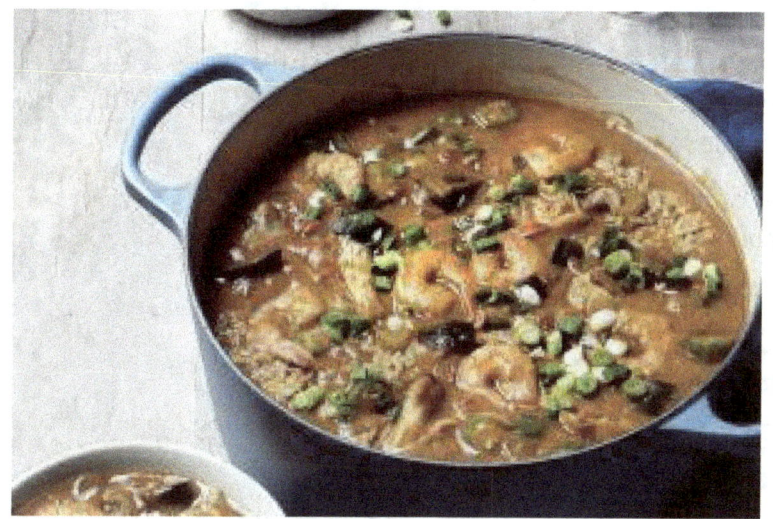

SERVER 4

Ingredienser
- 2 ss rapsolje
- ¼ kopp universalmel
- 1 middels løk, i terninger
- 1 grønn paprika, frøet og kuttet i terninger
- 2 stilker selleri, i terninger
- 3 fedd hvitløk, finhakket
- 1 ss finhakket fersk timian
- ¼ til ½ ts kajennepepper
- ½ kopp tørr hvitvin
- 1 (14 unse) boks tomater i terninger uten tilsatt salt
- 2 kopper vann
- 1 (10 unse) pakke frossen okra i skiver
- 4 gram røkt andouillepølse, i terninger
- 1-kilos middels reker, skrellet og deveired
- 1½ pund kokt kyllingbryst, i terninger

Veibeskrivelse

a) Varm oljen i en stor gryte eller nederlandsk ovn over middels høy varme. Tilsett melet og kok opp under konstant vispning.

b) Tilsett løk, paprika, selleri og hvitløk og stek, rør av og til, til løken er myk, ca. 5 minutter.

c) Tilsett timian og cayenne og stek i 1 minutt til. Rør inn vinen og kok opp, rør av og til.

d) Tilsett tomatene med juice, vann og okra og la det småkoke uten lokk i ca 15 minutter. Tilsett pølse og reker, og la det småkoke i ca 5 minutter til.

e) Rør inn den kokte kyllingen og fortsett å putre, rør av og til, til kyllingen er gjennomvarmet og rekene er ugjennomsiktige.

85. Italiensk kyllinggryte med artisjokker

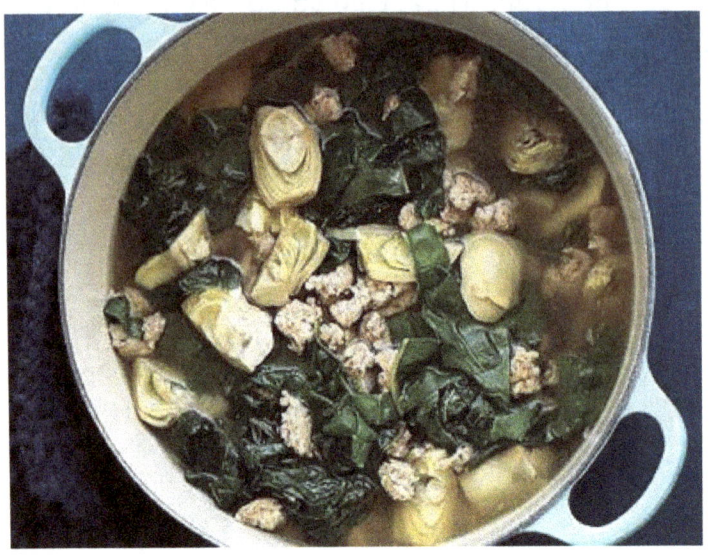

SERVER 6

Ingredienser
- 1½ pund benfritt, skinnfritt kyllingbryst
- 1½ ts nykvernet pepper
- 2 ss universalmel
- 2 ss olivenolje
- 2 store hvitløksfedd, finhakket
- 2 ts kapers, avrent og finhakket
- Skal av 1 sitron
- ½ kopp tørr hvitvin
- 1¾ kopper lavnatrium kyllingbuljong
- 1 pund Yukon Gold-poteter
- 1 pakke frosne artisjokkhjerter
- Saft av 1 sitron
- 1 kopp finhakket fersk flatbladpersille
- ¾ kopp mellomgrønne oliven med hull, delt i kvarte

Veibeskrivelse

a) I en stor bolle, krydre kyllingen med pepper og bland med melet for å belegge.

b) Varm oljen i en nederlandsk ovn eller stor gryte over middels høy varme. Tilsett kyllingen og kok opp. Reduser varmen til middels. Tilsett hvitløk, kapers og sitronskall og stek under omrøring i ca. 30 sekunder.

c) Tilsett vinen og kok opp, rør og skrap opp de brunede bitene fra bunnen av pannen, i ca. 2 minutter, til væsken er redusert med ca. halvparten.

d) Ha den ferdigstekte kyllingen tilbake i kjelen sammen med buljong og poteter. Reduser varmen til middels lav, dekk til og la det småkoke i 10 minutter.

e) Tilsett artisjokkene og fortsett å koke under lokk til potetene er møre, ca 10 minutter til. Garnityr

86. Svinekjøtt og eplegryte

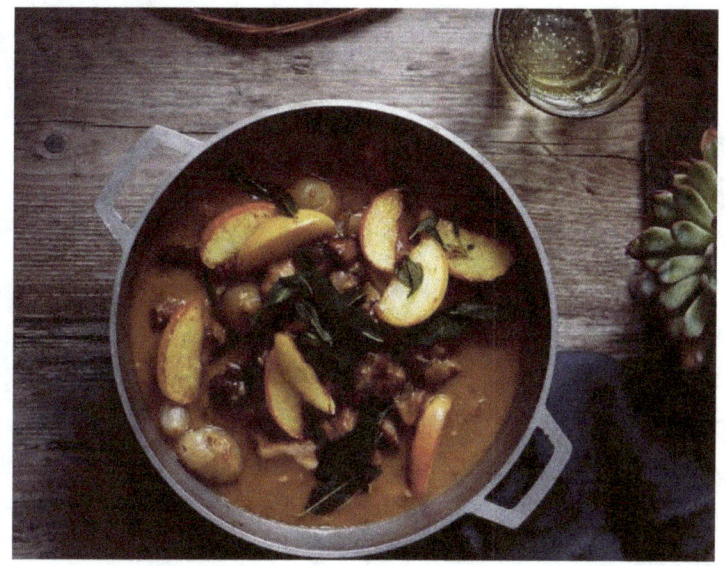

SERVER 4

Ingredienser
- 2 ss rapsolje
- 1 middels løk, i terninger
- 2 skiver kalkunbacon
- 1½ pund beinfri svinekjøttskulder, kuttet i tynne strimler
- 2 store grønne epler, for eksempel Granny Smith, skrellet og kuttet i ¾-tommers biter
- ¾ pund små nypoteter
- 1 (16 unse) pakke strimlet grønnkål
- 2 kopper lavnatrium kyllingbuljong
- 1 kopp eplejuice
- 2 ss dijonsennep
- ½ ts nykvernet pepper
- 1 ss hvitvinseddik
- 1 ss friske timianblader, til pynt

Veibeskrivelse

a) Varm oljen i en nederlandsk ovn eller stor gryte over middels høy varme. Tilsett løk og bacon og stek under omrøring til løken begynner å bli myk og baconet begynner å bli brunt, ca. 5 minutter.

b) Tilsett svinekjøttet og stek, rør av og til, til kjøttet er brunet på alle sider, ca 5 minutter. Overfør blandingen til en bolle.

c) Tilsett epler, poteter, kål, buljong, eplejuice, sennep og pepper i kjelen og kok opp. Reduser varmen til middels lav og rør inn svinekjøtt, løk, bacon og eddik. La det småkoke uten lokk i ca 15 minutter.

d) Serveres varm, pyntet med timian.

87. Meksikansk svinegryte med tomatillos

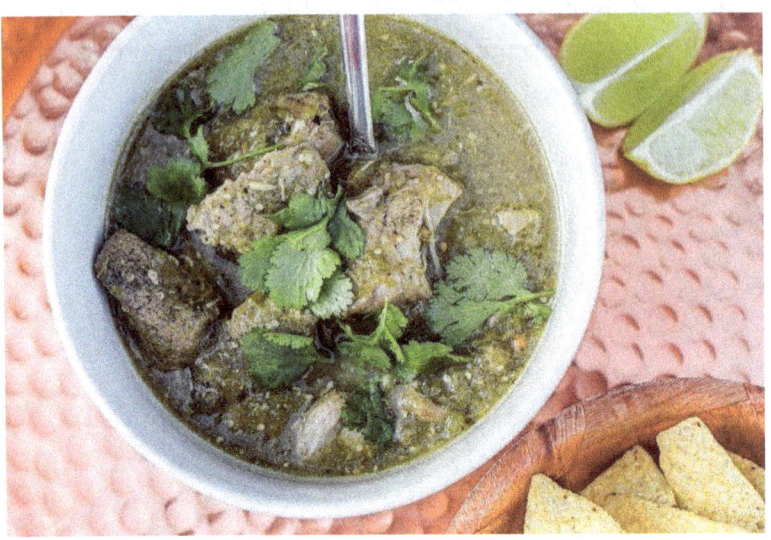

SERVER 6

Ingredienser

- 1 ss rapsolje
- 1½ pund indrefilet av svin, kuttet i 1-tommers terninger
- ½ ts nykvernet pepper
- 2 mellomstore løk, i terninger
- 4 fedd hvitløk, finhakket
- 2 jalapeños, frøsådd og i terninger
- 2 ts malt spisskummen
- 2 ts chilipulver
- 1 ts tørket oregano
- 1 c en tomatillos, avrent og kuttet i terninger
- 1 boks uten salt tilsatt tomater i terninger, avrent
- 1½ kopp mørk meksikansk øl
- 1½ kopper fersk appelsinjuice
- 1 boks svarte bønner, avrent og skylt
- ½ kopp hakkede friske korianderblader
- Saft av 1 lime

Veibeskrivelse

a) Varm oljen i en nederlandsk ovn eller stor gryte over middels høy varme. Dryss svinekjøttet med pepper og tilsett det i kjelen.

b) Tilsett løk og hvitløk i gryten og stek, rør ofte, til løken har blitt myk, ca 5 minutter.

c) Tilsett jalapeños, spisskummen, chilipulver og oregano og kok under omrøring i 1 minutt til.

d) Tilsett tomatillos, tomater, øl og appelsinjuice og kok opp. Reduser varmen til lav og la det småkoke uten lokk i ca 10 minutter.

e) Ha svinekjøttet tilbake i gryten og la det småkoke under lokk i ca 2 timer til svinekjøttet er veldig mørt. Tilsett bønnene og koriander

f) Rett før servering rører du inn limesaften. Server varm, pyntet med ekstra koriander.

88. Biff og Stout lapskaus

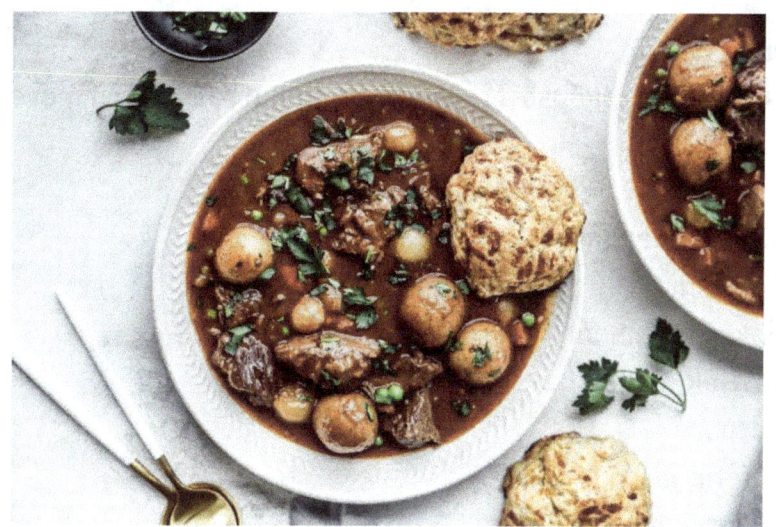

SERVER 6

Ingredienser
- 1½ pund magert lapskausbiff, trimmet og kuttet i 1-tommers biter
- 3 ss olivenolje
- ½ ts nykvernet pepper
- 2 ss universalmel
- 2 store løk, i terninger
- 2 fedd hvitløk, finhakket
- 2 ss tomatpuré
- 1 kopp kraftig øl
- 1 kopp lavnatriumbiffbuljong
- 2 store gulrøtter, i skiver
- 2 ts hakket fersk timian
- ¼ kopp finhakket fersk flatbladpersille, til pynt

Veibeskrivelse

a) Forvarm ovnen til 325°F.

b) Kombiner biff og 1 ss olje i en stor miksebolle. Dryss over pepper og tilsett deretter melet og rør til kjøttet er godt dekket.

c) Varm de resterende 2 ss olje i en stor nederlandsk ovn. Tilsett kjøttet og stek, vend ofte, til det er brunet på alle sider.

d) Tilsett løk, hvitløk og tomatpuré og kok, rør ofte, i 2 til 3 minutter.

e) Tilsett $\frac{1}{2}$ kopp stout i gryten for å deglasere; rør og skrap opp de brunede bitene fra bunnen av pannen mens du koker opp. Tilsett den resterende $\frac{1}{2}$ koppen stout sammen med buljong, gulrøtter og timian.

f) Dekk til og stek i ovnen i 2 til 3 timer, til kjøttet er veldig mørt.

g) Serveres varm, pyntet med persillen, eller over potetmos, om ønskelig.

89. Hot Pot for biff og grønnsaker i kinesisk stil

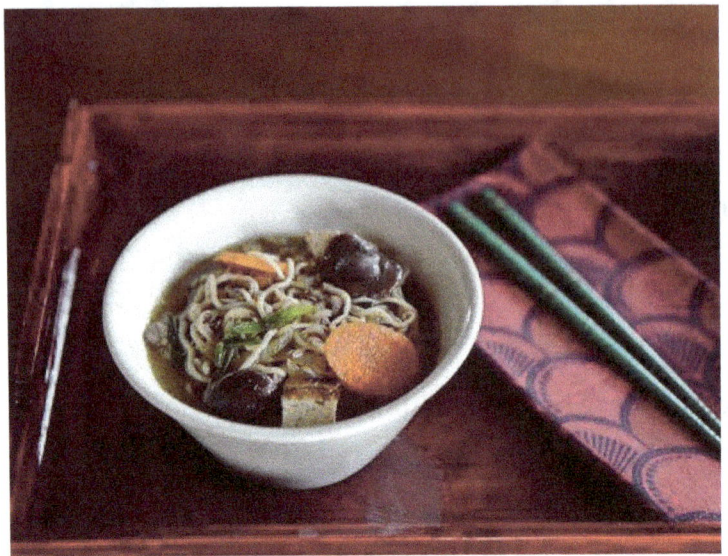

SERVER 6

Ingredienser
- 1 ss rapsolje
- 1½ pund magert kjøttgrytekjøtt
- 2 mellomstore sjalottløk, i terninger
- 2 ss finhakket skrellet fersk ingefær
- 4 fedd hvitløk, finhakket
- 1 kopp lavnatriumbiffbuljong
- 2¾ kopper vann
- 3 ss tørr sherry
- 2 ss lavnatrium soyasaus
- 1 ss brunt sukker
- 2 ts chilipasta
- 2 kanelstenger
- 1-stjernes anis pod
- 2 store gulrøtter, i skiver
- 1 stor kålrot, i terninger
- 1 stor potet, skrelt og i terninger
- 8 kopper spinat
- 3 grønne løk, i tynne skiver, til pynt

Veibeskrivelse

a) Varm oljen i en nederlandsk ovn eller stor gryte over middels høy varme. Tilsett biff og stek, snu ofte, til det er brunet på alle sider.

b) Tilsett sjalottløk, ingefær og hvitløk i kjelen og kok under omrøring til sjalottløken begynner å bli myk, ca. 3 minutter. Tilsett buljongen

c) Tilsett det kokte biffen tilbake i pannen sammen med vann, vin, soyasaus, sukker, chilipasta, kanelstenger og stjerneanis.

d) Tilsett gulrøtter, kålrot og potet og fortsett å småkoke .

e) Tilsett spinaten og kok under lokk til spinaten er visnet, ca 3 minutter.

90. Marokkansk-krydret lammetagine

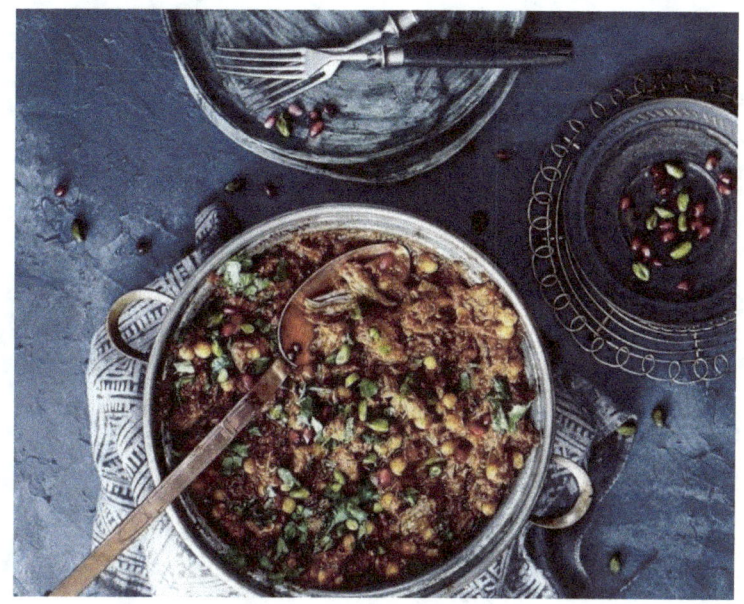

SERVER 4

Ingredienser
- 2 ss olivenolje
- 1½ pund lammesteker
- ¼ ts nykvernet pepper
- 4 gulrøtter, skrelt og kuttet i 3-tommers staver
- 1 middels løk, i tynne skiver
- 3 fedd hvitløk, finhakket
- 1 ss finhakket, skrelt fersk ingefær
- 1 ss universalmel
- ½ kopp tørr hvitvin
- Krydder
- ¼ teskje malt nellik
- En klype safran
- 1 (14 unse) boks med lite natrium kyllingbuljong
- 1 (14 unse) boks tomater i terninger uten tilsatt salt
- 1 kopp grønne bønner, kuttet i 2-tommers biter
- Saft av 1 sitron
- ¼ kopp finhakket fersk flatbladpersille

Veibeskrivelse

a) Stek lam , snu ofte, til lammet er brunet .

b) Tilsett den resterende spiseskjeen med olje i kjelen sammen med gulrøtter, løk, hvitløk og ingefær. Kok, rør ofte, til løken begynner å bli myk, ca. 5 minutter . Tilsett melet .

c) Rør inn vinen og kok, skrap opp eventuelle brune biter fra bunnen av pannen, i ca 3 minutter.

d) Tilsett krydder; paprika, kanel, koriander, spisskummen, gurkemeie, cayenne, nellik og safran og kok under omrøring i 1 minutt til.

e) Rør inn det kokte lammet sammen med buljong, tomater og grønne bønner. La småkoke til grønnsakene er møre, 8 til 10 minutter.

SERVICES

91. Lemony Snap Peas med reddiker

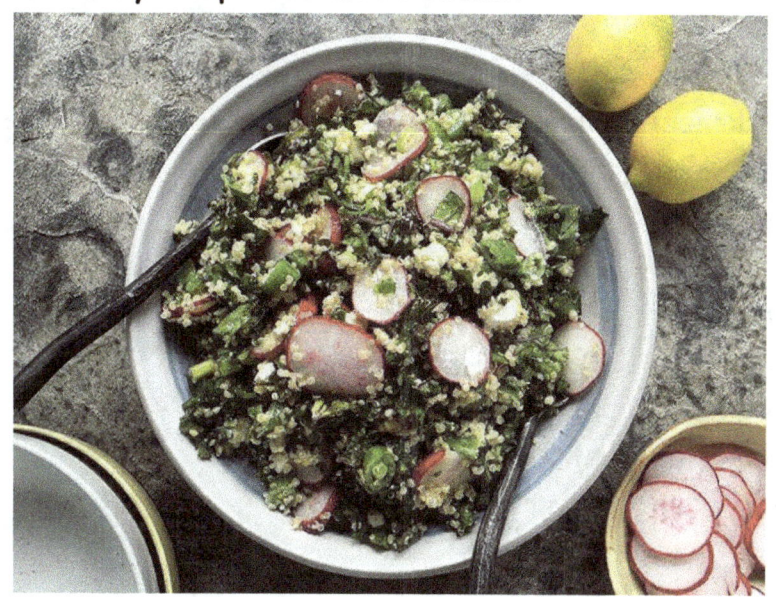

SERVER 4

Ingredienser
- 1 pund sukkererter, trimmet
- 1 ts sitronskall
- 2 ss fersk sitronsaft
- 1 ss olivenolje
- 1 ts dijonsennep
- ¾ teskje sukker
- ½ ts nykvernet pepper
- 1 sjalottløk, finhakket
- 4 reddiker, i tynne skiver

Veibeskrivelse

a) Fyll en stor bolle med isvann.

b) Kok opp en stor kjele med vann. Tilsett snapsertene og blancher til de er akkurat møre, ca 30 sekunder. Overfør ertene fra det kokende vannet til isvannet med en hullsleiv for å hindre at de koker.

c) I en middels bolle, visp sammen sitronskall, sitronsaft, olje, sennep, sukker, pepper og sjalottløk til det er godt kombinert.

d) Tøm ertene og legg dem i bollen med dressingen sammen med reddikene. Kast for å belegge godt. Server umiddelbart.

92. Garlicky Kale med rød paprika

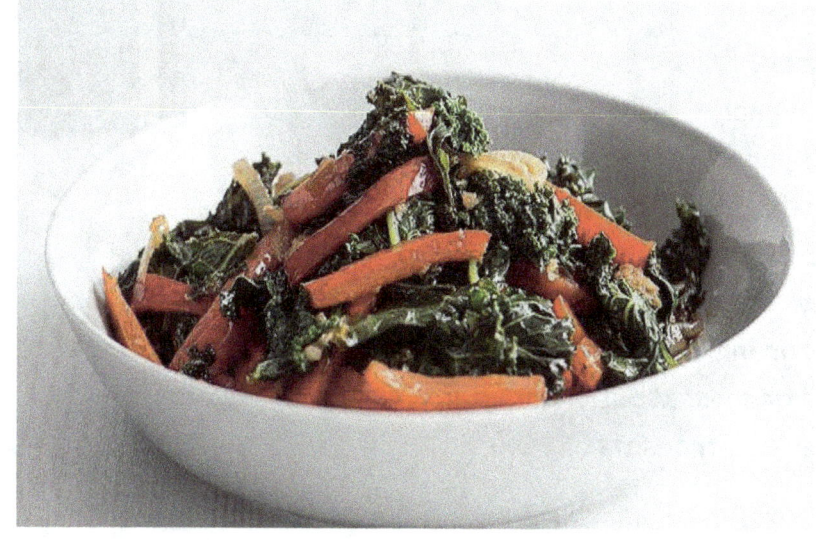

SERVER 4

Ingredienser
- 2 ts olivenolje
- 2 røde paprika, frøet og skåret i skiver
- 1 jalapeño, frøet og i terninger
- 1 fedd hvitløk, finhakket
- ¼ ts nykvernet pepper
- 1-kilos grønnkål, stilker fjernet og blader kuttet i brede bånd
- ½ kopp grønnsaksbuljong med lite natrium
- 1 ss fersk sitronsaft

Veibeskrivelse

a) Varm oljen i en stor, tung stekepanne over middels høy varme. Tilsett paprika, jalapeño, hvitløk og pepper. Kok, rør ofte, til paprikaen har blitt myk, ca 3 minutter.

b) Tilsett grønnkål og buljong. Reduser varmen til middels lav, dekk til og kok til grønnkålen er mør, ca 10 minutter.

c) Ta av lokket, øk varmen til middels og kok til væsken for det meste er fordampet, 2 til 3 minutter.

d) Rett før servering rører du inn sitronsaften. Server umiddelbart.

93. Sesam-ingefær brokkoli

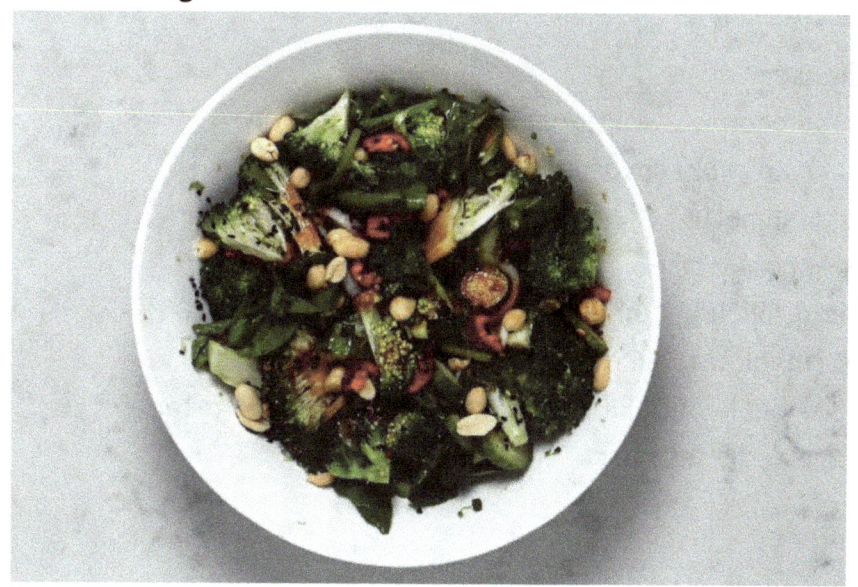

SERVER 4

Ingredienser
- ½ kopp grønnsaksbuljong med lite natrium
- 1 ss lavnatrium soyasaus
- 1 ss sesamolje
- 1 ss rapsolje
- 2 fedd hvitløk, finhakket
- 1 ss finhakket, skrelt fersk ingefær
- 1-kilos brokkolibuketter, kuttet i passe store biter
- 1 ss ristede sesamfrø

Veibeskrivelse

a) I en liten bolle, rør sammen buljong, soyasaus og sesamolje.

b) Varm rapsoljen i en panne på middels høy varme. Tilsett hvitløk og ingefær og fres i 1 minutt. Tilsett brokkolien og rør for å kombinere.

c) Rør inn sausblandingen og kok opp. Reduser varmen til lav, dekk til og kok til brokkolien er sprø-mør, ca 3 minutter. Overfør brokkolien til en serveringsbolle med en hullsleiv.

d) Fortsett å småkoke sausen til den er redusert til bare et par spiseskjeer. Tilsett brokkolien tilbake i pannen og bland med sausen for å dekke.

e) Ha brokkolien tilbake i serveringsbollen, dryss over sesamfrøene og server umiddelbart.

94. Grønne bønner med Gorgonzola

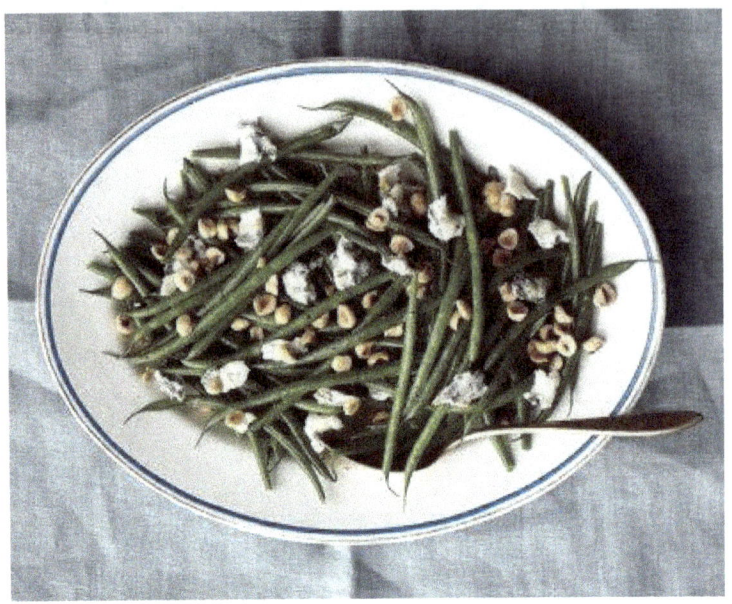

SERVER 4

Ingredienser

- 1 pund grønne bønner, trimmet
- ¼ kopp vann
- 1 ss olivenolje
- ¼ ts nykvernet pepper
- ⅓ kopp smuldret Gorgonzola eller annen blåmuggost
- ⅓ kopp hakkede pekannøtter, ristede

Veibeskrivelse

a) Ha de grønne bønnene i en stor panne sammen med vann og olje og kok opp på middels høy varme. Dekk til kjelen, reduser varmen til middels og la det småkoke i ca. 3 minutter, til de grønne bønnene er så vidt sprø-møre.

b) Ta av lokket og fortsett å koke de grønne bønnene til alt vannet har fordampet og de grønne bønnene begynner å bli blemme, 3 til 4 minutter til. Tilsett pepper og bland.

c) Legg de grønne bønnene i en stor serveringsbolle og tilsett Gorgonzola-osten, bland til den er godt blandet. Dryss over pekannøtter og server umiddelbart.

95. Kjernemelk potetmos

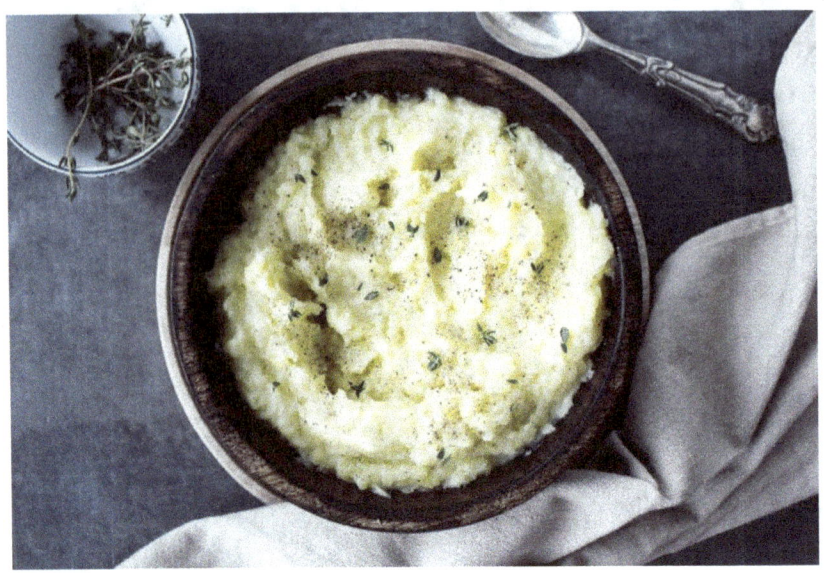

SERVER 4

Ingredienser

- 2 pund poteter, for eksempel Yukon Gold, skrelles og kuttes i biter
- 4 fedd hvitløk
- 2 ss usaltet smør
- ¾ kopp lavnatrium kyllingbuljong, oppvarmet
- 2 ss fettfri kjernemelk
- 1 ss hakket gressløk
- Nykvernet pepper

Veibeskrivelse

a) Legg potetene og hvitløken i en stor gryte og dekk med ca 3 tommer vann. Kok opp på middels høy varme. Reduser varmen til middels og kok under lokk i ca 10 minutter til potetene er møre. Tøm potetene og ha dem tilbake i kjelen.

b) Mos poteter og hvitløk med en potetstapper. Tilsett smøret.

c) Bland inn ½ kopp av den varme buljongen. Hvis blandingen er for tykk, tilsett den resterende ¼ kopp buljongen.

d) Tilsett kjernemelk og gressløk, smak til med pepper og rør så det blandes godt. Server umiddelbart.

96. Rosemary søtpoteter

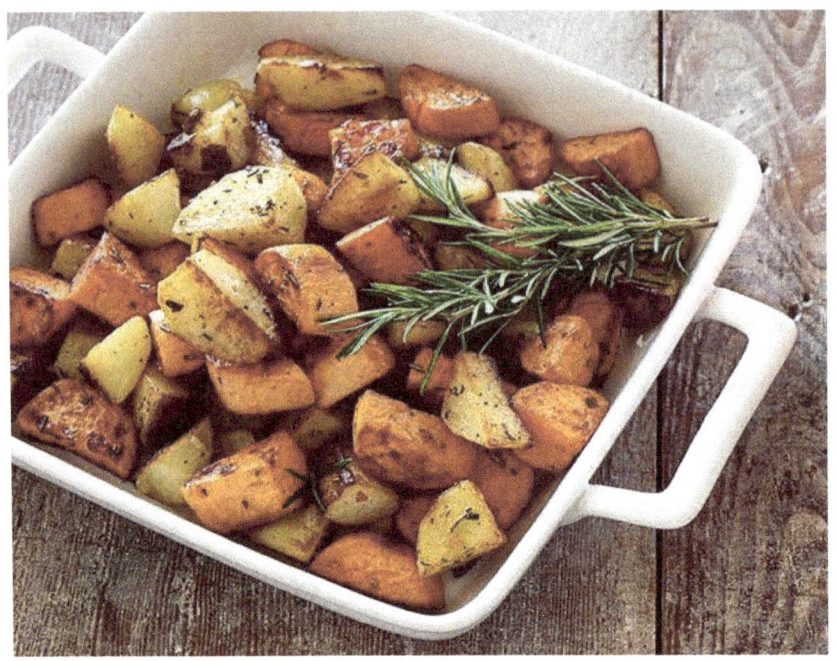

SERVER 4

Ingredienser
- 2 pund søtpoteter, kuttet i 3 x ¼-tommers staver
- 2 ss olivenolje
- ½ ts nykvernet pepper
- 2 ss lønnesirup
- 1 ss finhakket fersk rosmarin

Veibeskrivelse

a) Forvarm ovnen til 375°F.

b) På en stor stekeplate, sleng søtpotetene med olivenolje. Fordel dem i ett lag og dryss med pepper. Stek søtpotetene i ovnen i 30 minutter.

c) Ta søtpotetene ut av ovnen, drypp dem med lønnesirup og dryss rosmarin over toppen.

d) Sett søtpotetene tilbake i ovnen og stek i ytterligere 15 minutter, til søtpotetene er veldig møre. Server umiddelbart.

97. Brun ris pilaf med urter

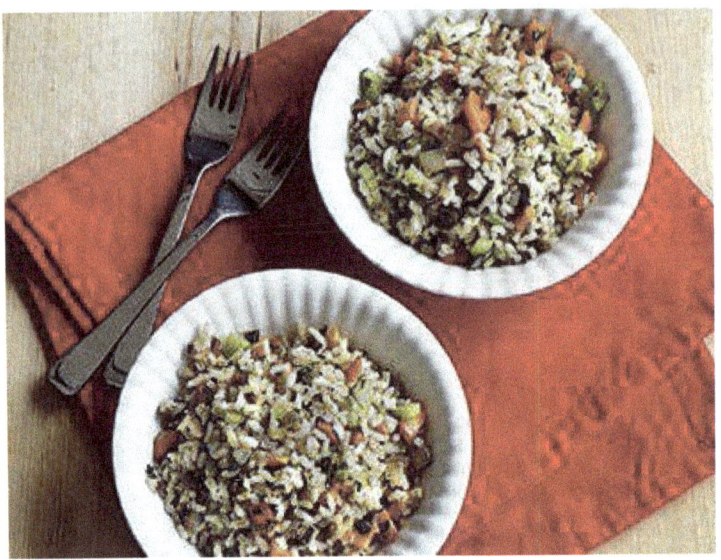

SERVER 4

Ingredienser

- 1 ss usaltet smør
- 1 sjalottløk, hakket
- 1 kopp langkornet brun ris
- 1 (2-tommers) stripe sitronskall
- $2\frac{1}{2}$ kopper grønnsaksbuljong med lite natrium, oppvarmet
- 1 hvitløksfedd, knust
- 2 kvister frisk timian
- $\frac{1}{2}$ ts nykvernet pepper
- $\frac{1}{4}$ kopp skivede mandler
- 3 ss hakket fersk flatbladpersille
- 3 grønne løk, i tynne skiver

Veibeskrivelse

a) Varm opp smøret i en middels gryte med tettsluttende lokk på middels varme. Tilsett sjalottløk og kok, rør ofte, til sjalottløken har myknet, 2 til 3 minutter.

b) Tilsett risen og sitronskallet og kok under omrøring til de er litt ristet, ca. 2 minutter.

c) Rør inn buljong, hvitløk, timian og pepper og kok opp.

d) Reduser varmen til lav, dekk til og la det småkoke i 45 minutter eller til all væsken er absorbert.

e) Fjern sitronskallet, timiankvistene og hvitløksfedd. Rør inn mandler, persille og grønn løk. Server umiddelbart.

98. Bakt Polenta med Chard

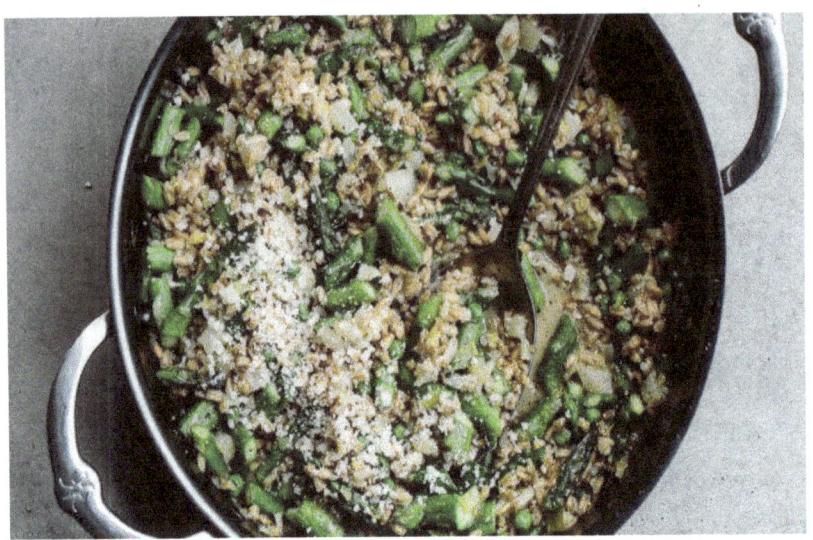

SERVER 8

Ingredienser
- Matlagingsspray
- 1 til 1½ kopper grønnsaksbuljong med lite natrium
- 1 (18 unse) rør tilberedt polenta, i terninger
- ¾ kopp (2 unser) revet parmesanost
- 1 egg, lett pisket
- 1 ss olivenolje
- 1 liten løk, i terninger
- 4 fedd hvitløk, finhakket
- 1 stor haug mangold
- 2 kopper vann, pluss mer etter behov
- 1 ts rød pepperflak

Veibeskrivelse

a) I en middels kjele, kok opp 1 kopp buljong. Tilsett polentaen i terninger og mos den med en tresleiv, tilsett mer buljong etter behov for å oppnå en jevn konsistens.

b) Når polentaen er jevn og gjennomvarmet, fjern kjelen fra varmen og rør inn ½ kopp ost og egg.

c) Varm oljen i en stor stekepanne over middels høy varme. Tilsett løk og hvitløk og stek, rør ofte, til løken er myk, ca 5 minutter.

d) Tilsett mangold sammen med ½ kopp av vannet og kok, rør av og til, til mangolden er visnet, ca. 3 minutter. Rør inn de røde pepperflakene.

e) Fordel halvparten av polentaen i den tilberedte bakebollen. Tilsett deretter mangold, spre den utover for å dekke polentaen. Fordel den resterende polentaen over toppen og dryss med den resterende $\frac{1}{4}$ kopp osten.

f) Stek polentaen i ovnen i ca 20 minutter, til den bobler.

99. Fullkornscouscous med gulrøtter

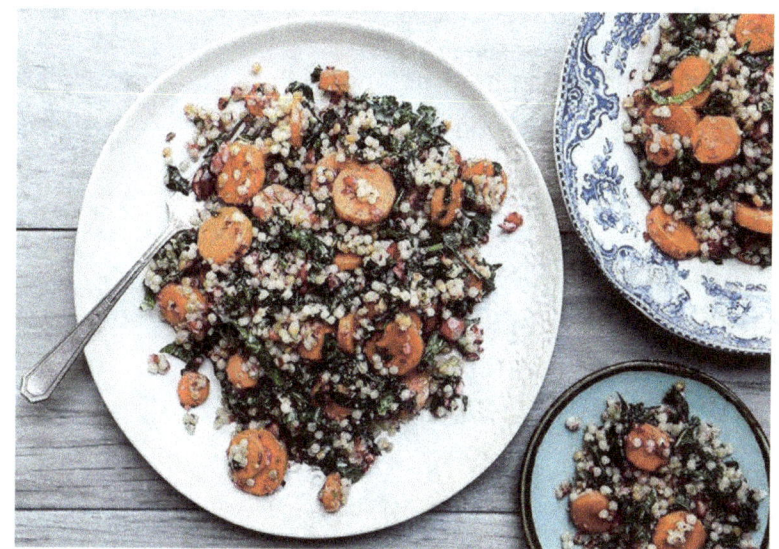

SERVER 8

Ingredienser
- 4 kopper grønnsaksbuljong med lite natrium
- 2 mellomstore gulrøtter, i små terninger
- $2\frac{1}{2}$ kopper helhvete couscous
- $1\frac{1}{2}$ kopper rosiner
- 1 kopp skivede mandler, ristet
- 4 grønne løk, hakket
- 2 ss usaltet smør, ved romtemperatur

Veibeskrivelse

a) Kok opp buljongen i en stor kjele. Reduser varmen til middels, tilsett gulrøttene og la det småkoke til gulrøttene er møre, ca 5 minutter.

b) Ta kasserollen av varmen og rør inn couscous og rosiner. Dekk til og la stå i 15 minutter, til couscousen er mør og væsken er absorbert.

c) Rør inn mandler, grønn løk og smør. Server umiddelbart.

100. Quinoa med sopp

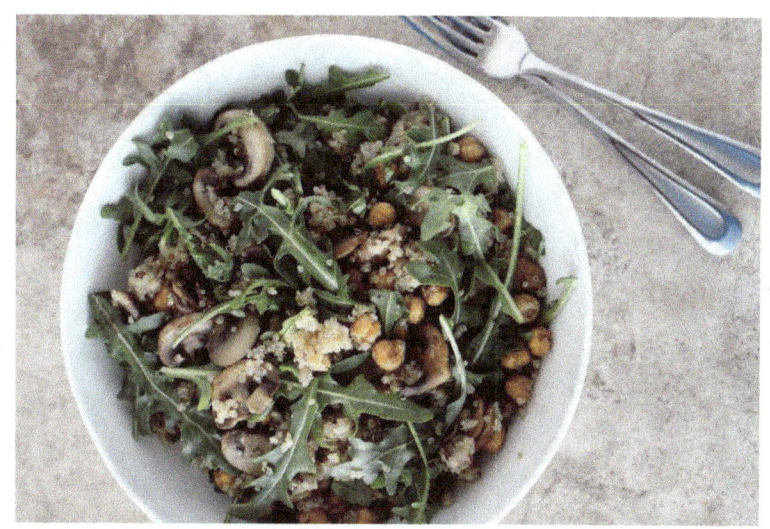

SERVER 4

Ingredienser
- 1¼ kopper lavnatrium kylling- eller grønnsaksbuljong
- 1 kopp quinoa, skylt
- 1 ss olivenolje
- 2 mellomstore gule løk, i tynne skiver
- ½ pund cremini eller knappsopp, i skiver
- ¼ ts nykvernet pepper
- ¼ kopp finhakket fersk flatbladpersille, til pynt

Veibeskrivelse

a) I en middels kjele, kok opp buljongen på middels høy varme. Reduser varmen til lav og tilsett quinoaen. Kok under lokk i ca 15 minutter til quinoaen er mør og væsken er absorbert. Fjern den fra varmen.

b) Varm oljen i en stor, tung stekepanne over middels varme. Tilsett løken og stek, rør ofte, til løken er veldig myk og karamellisert, ca. 30 minutter. Reduser varmen til middels lav hvis løken ser ut til å steke for raskt. Du kan også legge til litt vann for å unngå at løken brenner seg eller setter seg fast i pannen.

c) Tilsett sopp og pepper og hev varmen til middels høy. Kok under omrøring til soppen er mør, ca 5 minutter til.

d) Rør den kokte quinoaen inn i løkblandingen og kok under omrøring til den er gjennomvarme. Server umiddelbart, pyntet med persillen.

KONKLUSJON

Når du følger en diett med lite salt, må mat med høyt natrium begrenses eller unngås helt for å holde natriuminntaket under det anbefalte nivået.

Hvorfor er lav-natrium dietter foreskrevet? forskning viser at å begrense natrium kan bidra til å kontrollere eller forbedre visse medisinske tilstander som: nyresykdom, høyt blodtrykk og hjertesykdom.

www.ingramcontent.com/pod-product-compliance
Lightning Source LLC
Chambersburg PA
CBHW070648120526
44590CB00013BA/874